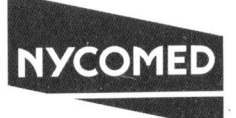

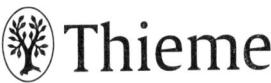

Internistisches Notfall-Kompendium

Notarzt – Notaufnahme – Nachtdienst

M. Ledochowski
Ch. Pechlaner
P. Lechleitner
Ch. Wiedermann
M. Joannidis

3., komplett überarbeitete und erweiterte Auflage

16 Abbildungen
15 Tabellen

Georg Thieme Verlag
Stuttgart · New York

*Bibliografische Information
der Deutschen Nationalbibliothek*

Die Deutsche Nationalbibliothek verzeichnet diese Publikation in der Deutschen Nationalbibliografie; detaillierte bibliografische Daten sind im Internet über http://dnb.d-nb.de abrufbar.

1. Auflage 1988
2. Auflage 1994
1. französische Auflage 1995
1. spanische Auflage 1995

Wichtiger Hinweis: Wie jede Wissenschaft ist die Medizin ständigen Entwicklungen unterworfen. Forschung und klinische Erfahrung erweitern unsere Erkenntnisse, insbesondere was Behandlung und medikamentöse Therapie anbelangt. Soweit in diesem Werk eine Dosierung oder eine Applikation erwähnt wird, darf der Leser zwar darauf vertrauen, dass Autoren, Herausgeber und Verlag große Sorgfalt darauf verwandt haben, dass diese Angabe **dem Wissensstand bei Fertigstellung des Werkes** entspricht.

Für Angaben über Dosierungsanweisungen und Applikationsformen kann vom Verlag jedoch keine Gewähr übernommen werden. **Jeder Benutzer ist angehalten,** durch sorgfältige Prüfung der Beipackzettel der verwendeten Präparate und gegebenenfalls nach Konsultation eines Spezialisten festzustellen, ob die dort gegebene Empfehlung für Dosierungen oder die Beachtung von Kontraindikationen gegenüber der Angabe in diesem Buch abweicht. Eine solche Prüfung ist besonders wichtig bei selten verwendeten Präparaten oder solchen, die neu auf den Markt gebracht worden sind. **Jede Dosierung oder Applikation erfolgt auf eigene Gefahr des Benutzers.** Autoren und Verlag appellieren an jeden Benutzer, ihm etwa auffallende Ungenauigkeiten dem Verlag mitzuteilen.

© 2007 Georg Thieme Verlag KG
Rüdigerstraße 14
D-70469 Stuttgart
Deutschland
Telefon: +49 / 07 11 / 89 31-0
Unsere Homepage:
http://www.thieme.de

Printed in Germany

Zeichnungen: Helmut Holtermann, Dannenberg
Umschlaggestaltung: Thieme Verlagsgruppe
Umschlaggrafik: Martina Berge
Satz und Druck: Druckhaus Götz GmbH, Ludwigsburg, gesetzt auf CCS Textline

ISBN 978-3-13-718003-6   1 2 3 4 5 6

Vorwort

Sie eilen zum Notfall: Was ist zu tun – möglichst rasch und wirksam? Was dürfen Sie nicht übersehen?

Sie wünschen sich eine griffige Gedächtnisstütze und Anleitung. Wichtig im Akutfall sind Übersicht und eine treffsichere Reihenfolge. Mit diesen Überlegungen haben wir das Notfall-Kompendium neu erarbeitet. Wir haben bewusst auf Wesentliches, Übersicht und Machbares fokussiert.

Sie wünschen sich Vorgangsweisen, die sich bewährt haben, die auf solider Evidenz beruhen. Wir haben systematisch nach Leitlinien und "State of the Art" recherchiert und viel Zeit für Destillation, Wertung und praxistaugliche Strukturierung investiert.

Das Kompendium komprimiert das Wichtige und Wesentliche, kann aber nicht vollständig sein. Publizierte Leitlinien füllen tausende DIN-A4-Seiten; Empfehlungen und Wertungen divergieren oft genug.

Trotz dünner Evidenzbasis und bedeutsamer Ungewissheiten treffen wir Entscheidungen, akute und gute. Konstruktiver Dissens hat das Kompendium befruchtet, vor allem für Kompromisse zwischen Wesentlichem und Machbarem.

Unsere mehrfach überprüften Empfehlungen entbinden nicht von der ärztlichen Verantwortung: individuelles Abwägen und Überprüfen im konkreten Einzelfall, auch von Medikamenten-Dosen.

Wir nehmen Ihre Anregungen und Rückmeldungen gerne entgegen, sie sind herzlich willkommen:
bitte an christoph.pechlaner@i-med.ac.at

Besten Dank!

Christoph Pechlaner   Innsbruck, Sommer 2007

VI

Reviewer

Baubin Michael, Dr. med., Univ.-Doz., Innsbruck
Bellmann Romuald, Dr. med., Univ.-Prof., Innsbruck
Ebenbichler Christoph, Dr. med., Univ.-Prof., Innsbruck
Eller Philipp, Dr. med., Innsbruck
Fluckinger Thomas, Dr. med., Wattens
Föger Bernhard, Dr. med., Univ.-Doz., Bregenz
Gastl Günther, Dr. med., Univ.-Prof., Innsbruck
Grander Wilhelm, Dr. med., Hall in Tirol
Gunsilius Eberhard, Dr. med., Univ.-Prof., Innsbruck
Haring Christian, Dr. med., Univ.-Prof., Hall in Tirol
Hartig Frank, Dr. med., Innsbruck
Hintringer Florian, Dr. med., Univ.-Doz., Innsbruck
Kähler Christian, Dr. med., Univ.-Prof., Innsbruck
Kirchmair-Gritsch Norbert, Intensivpfleger, Innsbruck
Koller Hendrik, Dr. med., Linz
Marksteiner Josef, Dr. med., Univ.-Prof., Innsbruck
Mayer Gert, Dr. med., Univ.-Prof., Innsbruck
Medicus Gerhard, Dr .med., Hall in Tirol
Metzler Bernhard, Dr. med., Univ.-Doz., Innsbruck
Michalski Thomas, Dr. med., Salzburg
Pachinger Otmar, Dr. med., Univ.-Prof., Innsbruck
Pechlaner Anna, Dr. med., Innsbruck
Reider Norbert, Dr. med., Univ.-Prof., Innsbruck
Riccabona Ursula, Dr. med., Innsbruck
Roithinger Franz-Xaver, Dr. med., Univ.-Doz., Mödling
Schmidauer Christoph, Dr. med., Innsbruck
Schmutzhard Erich, Dr. med., Univ.-Prof., Innsbruck
Schöchl Herbert, Dr. med., Salzburg
Sojer Martin, Dr. med., Innsbruck
Spiegel Michael, Dr. med., Innsbruck
Sturm Wolfgang, Dr. med., Innsbruck
Tönnemann Jens, Dr. med., Hall in Tirol
Vogel Wolfgang, Dr. med., Univ.-Prof., Innsbruck
Weiss Günter, Dr. med., Univ.-Prof., Innsbruck

Anschriften

Univ.-Prof. Dr. med. Michael Joannidis
Medizinische Universität Innsbruck
Univ.-Klinik für Innere Medizin
Medizinische Intensivstation
Anichstr. 35
6020 Innsbruck
Österreich

Prim. Univ.-Prof. Dr. Peter Lechleitner
A.ö. Bezirkskrankenhaus Lienz
Abt. für Innere Medizin
Emanuel-von-Hibler-Str. 5
9900 Lienz
Österreich

Univ.-Doz. Dr. med. Maximilian Ledochowski
Universitätsklinik/Allgem. Landeskrankenhaus
Anichstr. 35
6020 Innsbruck
Österreich

Univ.-Prof. Dr. med. Christoph Pechlaner
Medizinische Universität Innsbruck
Univ.-Klinik für Innere Medizin
Anichstr. 35
6020 Innsbruck
Österreich

Prim. Univ.-Prof. Dr. Christian J. Wiedermann
Ospedale Centrale – Zentralkrankenhaus
Medicina 2 – Abt. Innere Medizin 2
Lorenz-Böhler-Str. 5
39100 Bozen
Italien

Inhaltsverzeichnis

Abkürzungen

→	siehe dort
↑	Anstieg, erhöht, hoch
↑↑	sehr/extrem hoch
↓	Abfall, niedrig, erniedrigt
↓↓	sehr/extrem niedrig
ACEI	ACE-Hemmer
ACS	akutes Koronarsyndrom
ACTH	adrenocorticotropes Hormon
AF	Atemfrequenz
ALI	acute lung injury
ALP	alkalische Phophatase
alt.	alternativ
AMA	antimitochondriale Antikörper
AmoxiClav	Amoxicillin + Clavulansäure
AmphoB	Amphotericin B
ANA	antinukleäre Antikörper
ANCA	anti-neutrophil cytoplasmic antibodies
ant.	anterior
Ao.	Aorta
AoKl.	Aortenklappe
AP	Angina pectoris
aPTT	aktivierte partielle Thromboplastinzeit
ARB	Angiotensin-Rezeptor-Blocker
ARDS	Acute Respiratory Distress Syndrome
art.	arteriell
ASS	Acetylsalicylsäure (Aspirin)
AST	Antistreptolysin-Titer
AT3	Antithrombin III
AV	atrioventrikulär; oder: arteriovenös
AVB	AV-Block
AVM	arteriovenöse Malformation
AVNRT	AV-nodale Reentry-Tachykardie
AVRT	AV-Reentry-Tachykardie

AZ	Allgemeinzustand
BB	Blutbild
BGA	Blutgasanalyse
BLS	basic life support
BNP	Brain Natriuretic Peptide
BSG	Blut(körperchen)senkungsgeschwindigkeit
BWS	Brustwirbelsäule
BZ	Blutzucker, Glucose
C3	Komplement C3
C4	Komplement C4
Ca	Calcium
CABG	aortokoronare Bypass-Operation
CADASIL	cerebral autosomal dominant arteriopathy with subcortical infarcts and leucoencephalopathy
CAG	Koronarangiogramm
CCB	Calciumkanalblocker
CCT	CT des Schädels
CCU	coronary care unit = Herzüberwachung
ChE	Cholinesterase
Cl	Chlorid
CK	Creatin-Kinase
CK-MB	Herzmuskeltyp der CK
CLL	chronisch lymphatische Leukämie
CMP	Kardiomyopathie
CMV	Zytomegalievirus
COPD	chronic obstructive pulmonary disease
CPAP	continuous positive airway pressure
CPR	kardiopulmonale Reanimation
Crea	Creatinin
CRP	C-reaktives Protein
CVI	zerebrovaskuläre Insuffizienz
CyA	Cyclosporin A
DD	Differenzialdiagnose(n)
DIC	disseminierte intravasale Gerinnung
Diff.BB	Differenzialblutbild
DKA	diabetische Ketoazidose

DM	Diabetes mellitus
DNAR	keine Reanimationsversuche
DRU	digitale rektale Untersuchung
EBV	Epstein-Barr-Virus
Echo	Echokardiographie
EHEC	enterohämorrhagische Escherichia coli
el.	elektrisch(e)
elCV	elektrische Kardioversion
EMG	Elektromyogramm
ERCP	endoskopische retrograde Cholangiopankreati-kographie
Ery-K	Erythrozyten-Konzentrat(e)
ETCO$_2$	endtidales Kohlendioxid
EUG	Extrauteringravidität
EUS	endoskopische Ultraschalluntersuchung
FBI	fast, broad, and irregular
FDP	Fibrinspaltprodukte
FEIBA	factor eight inhibitor bypassing activity
FE$_{Na}$	fraktionierte Exkretion von Natrium
FFP	fresh frozen plasma
FiO$_2$	%-Anteil von O$_2$ in inspiratorischem Gas
Flü	Flüssigkeit
fT$_3$	freies Triiodthyronin
fT$_4$	freies Tetraiodthyronin
GBS	Guillain-Barré-Syndrom
G-CSF	Granulozyten-Kolonie-stimulierender Faktor
GERD	gastroösophagealer Reflux
GHB	γ-Hydroxybuttersäure
γ-GT	γ-Glutamyltransferase
GI	gastrointestinal
GIT	Gastrointestinaltrakt
GOT	Glutamat-Oxalacetat-Transaminase
GPT	Glutamat-Pyruvat-Transaminase
GP2a3b	Glykoprotein IIb – IIIa
G6PDH	Glucose-6-Phosphat-Dehydrogenase
Hb	Hämoglobin
HbA1c	C-Fraktion des glykosylierten Hämoglobins

HF	Herzfrequenz
HIT II	Heparin-induzierte Thrombozytopenie Typ II
HIV	humanes Immunschwäche-Virus
HK	Hämatokrit
HOCM	hypertrophe obstruktive Kardiomyopathie
HONK	hyperosmolare nichtketotische Hyperglykämie
HT	Herzton, Herztöne
HUS	hämolytisch-urämisches Syndrom
HV	Halsvene(n)
HWS	Halswirbelsäule
HWZ	Halbwertszeit
HZV	Herzzeitvolumen
IA-2	Inselzellantigen-2
IABP	intraaortale Ballonpumpe
ICD	implantierbarer Kardioverter-Defibrillator
ICH	intrazerebrales Hämatom
ICP	intrakranieller Druck
ICR	Interkostalraum
ICU	Intensivstation
i.m.	intramuskulär
INR	international normalised ratio
ITP	idiopathische thrombozytopenische Purpura
i.v.	intravenös
IvIg	intravenöse Immunglobuline
K	Kalium
KFla	Kammerflattern
KFli	Kammerflimmern
kgKG	Kilogramm Körpergewicht
KHK	koronare Herzkrankheit
KI	Kontraindikation(en)
KM	Röntgenkontrastmittel
KOD	kolloidosmotischer Druck
kont.i.v.	kontinuierlich i.v.
KT	Kammertachykardie
LA	Lokalanästhesie
LDH	Lactatdehydrogenase
Leuko	Leukozyten

LFP	Leberfunktionsproben
LiH	Linksherz
LP	Lumbalpunktion
LSB	Linksschenkelblock
LV	linker Ventrikel
LVEF	linksventrikuläre Ejektionsfraktion
LWS	Lendenwirbelsäule
MAT	multifokale atriale Tachykardie
MCI	Myokardinfarkt
MCL	Medioklavikularlinie
MELAS	Myopathie, Enzephalopathie, Laktatazidose, Schlaganfallsepisoden
Met-Hb	Met-Hämoglobin
min	Minute(n)
MOF	Multiorganversagen (multiple organ failure)
MRSA	Methicillin-resistente Staphylococcus-aureus-Stämme
ms	Millisekunden
Na	Natrium
NaBic	Natrium-Bicarbonat
NAC	N-Acetylcystein
NaCl	Natriumchlorid(-Lösung)
neg.	negativ
NIV	nicht invasive Beatmung (noninvasive ventilation)
NMH	niedermolekulare(s) Heparin(e)
NNH	Nasennebenhöhlen
NNR	Nebennierenrinde
NSAR	nichtsteroidale Antiphlogistika/ nichtsteroidale Antirheumatika
NSE	Neuronen-spezifische Enolase
NSTEMI	non-ST-segment elevation myocardial infarction
Osmo	Osmolarität
PAC	Pulmonalarterienkatheter
PaO_2	arterieller Sauerstoffpartialdruck
Pat.	Patient/in

PCC	Prothrombinkomplex-Konzentrat
PCI	perkutane Intervention, mittels Herzkatheter
PCO_2	Kohlendioxidpartialdruck
PCWP	Lungenkapillardruck (pulmonary capillary wedge pressure)
PE	Pulmonalembolie
PEA	pulslose elektrische Aktivität
PEEP	positiver endexpiratorischer Druck
PEF	maximale Atemstoßstärke (peak expiratory flow)
p.o.	peroral
pos.	positiv
post.	posterior
PPI	Protonenpumpeninhibitor
PPV	Überdruckbeatmung (positive pressure ventilation)
PT	Prothrombinzeit = PTZ = Quick
PTH	Parathormon
Pulsoxy	Pulsoxymeter
QTc	korrigiertes QT-Intervall im EKG
RG	Rasselgeräusche
RR	Blutdruck, systolischer Blutdruck
RRd	Blutdruck diastolisch
RRs	Blutdruck systolisch
RSI	rapid sequence intubation
RV	rechter Ventrikel
s	Sekunde(n)
SA	sinoatrial
SAB	Subarachnoidalblutung
SaO2	arterielle Sauerstoffsättigung
s.c.	subkutan
SHT	Schädel-Hirn-Trauma
SIADH	Syndrom der inadäquaten ADH-Sekretion
SIRS	systemic inflammatory response syndrome
s.l.	sublingual
SLE	systemischer Lupus erythematodes
SM	Herzschrittmacher

Sono	Sonographie
SpO_2	O_2-Sättigung, gemessen mit Pulsoxymeter
SR	Sinusrhythmus
SS	Schwangerschaft
SSS	Sick-Sinus-Syndrom
STEMI	ST-segment elevation myocardial infarction
SV	supraventrikulär(e)
SVES	supraventrikuläre Extrasystole(n)
SVT	supraventrikuläre Tachykardie
sync.	synchronisiert
TAD	trizyklische Antidepressiva
Tbc	Tuberkulose
TC	Tachykardie
TdP	Torsades des Pointes
TEE	transösophageale Echokardiographie
TEG	Thromboelastogramm
TG	Triglyzeride
Thx-Rö	Thorax-Röntgen
TIA	transitorische ischämische Attacke
TIPS	transjugulärer intrahepatischer portosystemischer Shunt
TK	Thrombozyten-Konzentrat(e)
TMP-SMX	Trimethoprim-Sulfamethoxazol
TRALI	transfusion-related acute lung injury
TSH	thyreoideastimulierendes Hormon (= Thyreotropin)
TTE	transthorakale Echokardiographie
TTP	thrombotisch-thrombozytopenische Purpura
Tx	Transplantation
u/o	und/oder
UAP	instabile Angina pectoris
UFH	unfraktioniertes Heparin
VBI	vertebrobasiläre Insuffizienz
Vd.	Verdacht (auf)
VES	ventrikuläre Extrasystole
VF	Kammerflimmern (ventricular fibrillation)
VH	Vorhof

VHFla	Vorhofflattern
VHFli	Vorhofflimmern
VSD	Ventrikelseptumdefekt
VT	ventrikuläre Tachykardie
VTE	venöse Thromboembolie
vWF	v.-Willebrand-Faktor
WH	wiederholen/Wiederholung
WPW	Wolff-Parkinson-White-Syndrom
Z.n.	Zustand nach
ZVD	Zentralvenendruck
ZVK	Zentralvenenkatheter

1 Bewusstseinstrübung

1.1 Kreislaufstillstand, Reanimation (Abb. 1.1)

- nach Empfehlungen des European Resuscitation Council 2005
- beachte lokale Anpassungen und Empfehlungen

Prognose – CPR sinnvoll?
- Patientenwille
- bestehende Leiden
- globale Funktion
- Verlauf: bisher; zu erwarten

Arzt-Verantwortung bleibt
- bei wem besser keine Reanimationsversuche?
- Dauer der Reanimation
- individuelles Abwägen im konkreten Einzelfall

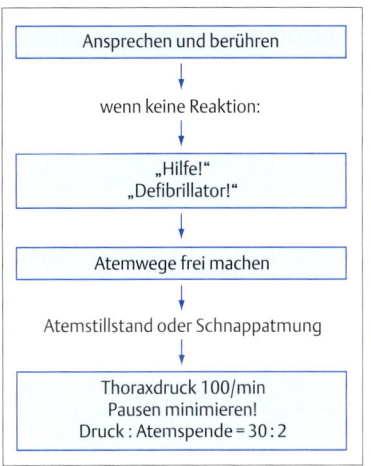

Abb. 1.1 Ablauf bei Kreislaufstillstand.

Keine Reanimationsversuche?
- sichere Todeszeichen
- Beuge vor, solange man noch in Ruhe überlegen kann!
- Überleben ohne schwere bleibende Schäden: zu erwarten bei ca. 5–(10) %, deutlich weniger wenn: hohes Lebensalter, Stillstand länger als 10 min, erstes EKG zeigt PEA oder Asystolie

Diagnose „Kreislaufstillstand"
1. reglos und
2. Schnappatmung oder keine Atmung.

> Kreislaufstillstand ist eine „klinische" Diagnose, also unscharf.

Basic Life Support
- präkordialer Faustschlag: empfohlen nur bei Kollaps und am Monitor Kammertachykardie oder Kammerflimmern
- Atemwege frei?
  - erwäge Head-Tilt und Chin-Lift; *Cave*: bei Verletzung der HWS
  - Fremdkörper sichtbar: Finger; erwäge: Heimlich-Manöver, Thoraxdruck, Absaugen, Magill-Zange
- Spontanatmung: sehen, hören, fühlen; 10 s lang
- Schnappatmung = Atmung des Sterbenden

Thoraxdruck
- Handballen Mitte des Thorax
- Druck senkrecht, 4–5 cm tief
- Frequenz 100–120/min
- Dauer von Druck:Entlastung = 1:1
- 1 Zyklus entspricht 4–5-mal 30:2 ~ 2–2,5 min
- Helfer: abwechseln, alle 2 min

Thoraxdruck:
- minimiere Pausen
- ist wichtiger als Beatmen
- sobald intubiert, keine Pause

Atemspende
- Beutel ist 1. Wahl; mit O_2-Reservoir; O_2 möglichst 100 %
- alternativ: Mund-zu-Mund oder Mund-zu-Nase; *kein* Mund-zu-Mund wenn Bedenken, z. B. Ekel, Selbstschutz
- Inspirationszeit 1 s
- je zwei Hübe à 500 ml

Kein Mund-zu-Mund:
- Verätzung
- Toxine: Cyanid, Sulfide, Organophosphate
- Infektion?
- Ekel

▦ **Defibrillator** (Abb. 1.**2**)

Defibrillation – Ablauf
1. Geräte-Kontrolle
2. Energie wählen
3. Rhythmusanalyse
4. Schock wenn sinnvoll
5. CPR sofort 30:2; 2 min
6. wieder → 3.

Defibrillator-Kontrolle
- EIN
- Pads/Klebeelektroden
- Kabel
- Anschlüsse
- biphasisch 200 J (150 – 360)
- monophasisch 360 J

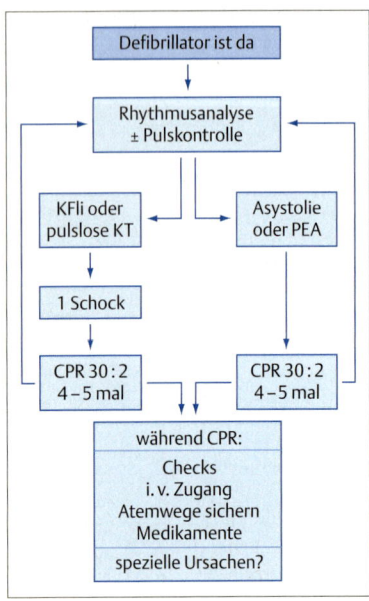

Abb. 1.**2** Ablauf Reanimation mit Defibrillator.

Automatischer Defibrillator
- folge den Anweisungen
- während Rhythmusanalyse Patient *nicht* berühren

Manueller Defibrillator
- Synchronisation: AUS bei Kammerflimmern/Kammerflattern, EIN bei allen anderen
- *kein* Thoraxdruck während Rhythmusanalyse – Artefakte!

Wen und *Wie* defibrillieren
- Stillstand seit < 2 – 4 min: sofort Defibrillator
- Stillstand seit > 4 min: 4 – 5-mal 30:2, dann erst Defibrillator
- Zweifel „Asystolie oder feinschlägiges Kammerflimmern?": Empfohlen wird, *nicht* zu defibrillieren.

- nach Defibrillation: sofort 4 – 5-mal 30:2, dann erst Kontrolle des EKG-Rhythmus ± Puls

▨ Während CPR

Checks
- Elektroden und Pads: Lage, Verbindungen

i. v. Zugang
- nach 2 – 3 CPR-Zyklen (1 Zyklus = 4 – 5-mal 30:2)
- möglichst großlumig
- Armvenen oder V. jug. ext.; Alternativen: V. femoralis, V. jug. int., Varizen, Stirn, Stamm
- keine Venen: intraossär
- auch kein Knochen: intratracheal, Verdünnung in Aqua, i. v. Dosis × 2

Atemwege sichern
- nach 2 – 3 CPR-Zyklen (1 Zyklus = 4 – 5-mal 30:2)
- außer wenn Kreislauf erreicht *und* adäquate Spontanatmung und Schutzreflexe zu erwarten (sehr kurzer Kreislaufstillstand)
- Intubation: Versuche möglichst nicht länger als 30 s lang; bei Misserfolg: wieder bebeuteln, erwäge Alternativen
- Alternativen zur Intubation:
  - Kombi-Tubus
  - evtl. Larynxmaske, Luftröhrenschnitt
- Kontrolle der Tubuslage: Auskultation Magen und Axillen; erwäge endtidales CO_2 oder andere Hilfen

Nach Intubation:
- – Atemhübe 8 – 10/min
- – Thoraxdruck ohne Pausen für Atemhübe

▨ Medikamente
- Timing: unmittelbar vor oder nach Defibrillator-Schocks
- nachspülen mit 10 – 20 ml NaCl nach jedem i. v. Bolus

Adrenalin

- Dosis: 1 mg i. v. alle 3 – 5 min
- alternativ zu 1. oder 2. Adrenalin-Gabe vertretbar: Vasopressin 40 E i. v., 1-mal

Zusätzlich bei Kammerflimmern oder pulsloser ventrikulärer Tachykardie (VT)

- Amiodaron: 300 mg Bolus i.v. nach Defibrillator; in 20 ml Glucose 5 %; evtl. wiederholen à 150 mg, bis insgesamt maximal ~ 2 g in 24 h
- Magnesium: 8 mmol i.v. oder Mg-Sulfat 2 g: v. a. bei polymorpher VT
- Amiodaron nicht verfügbar: Lidocain ist vertretbar, 1 – 1,5 mg/kgKG Bolus i. v.; evtl. wiederholen, max. 3 mg/kgKG in der ersten Stunde; *kein* Lidocain wenn bereits Amiodaron gegeben

Zusätzlich bei pulsloser elektrischer Aktivität (PEA = elektromechanische Dissoziation, EMD)

- Atropin: wenn HF < 60; 1 – 3 mg i.v., evtl. wiederholen nach 3 – 5 min; gesamt max. 3 mg
- NaBic: erwäge 1 mmol/kgKG i.v., v.a. bei K ↑, Antidepressiva-Vergiftung, langer CPR, Catecholamin-refraktärer Hypotension mit pH < 7,1
- Schrittmacher: *nicht* empfohlen

Ursachen für PEA:
- K ↑, Ca ↓
- großer Herzinfarkt
- Tamponade
- Spannungspneumothorax
- massive Lungenembolie
- Vergiftung

Zusätzlich bei Asystolie
- Differenzialdiagnose: feinschlägiges Kammerflimmern; Elektroden ab
- Atropin: 3 mg i. v.; ein einziges Mal
- Aminophyllin: 250 – 500 mg (5 mg/kgKG) i. v.
- Schrittmacher: *nicht* empfohlen

Spezielle Ursachen – „HITS"?
H Hypoxie, Hypovolämie, Hypo- oder Hyperkaliämie, Hypoglykämie, Hypothermie, Herzbeuteltamponade
I Infarkt (akute koronare Ischämie); Intoxikation
T Thromboembolie; Trauma
S Spannungspneumothorax; Säure-Basen-Störung

Erfolglose Reanimation – nach 20 min
- erwäge Defibrillator-Pads anders zu positionieren
- erwäge Lyse, Mg-Sulfat 2 g, NaBic 1 mEq/kgKG i. v.
- erwäge Calcium 6,8 mmol, z. B. Calciumchlorid 10 % 10 ml; indiziert bei: Hyperkaliämie, Hypokalziämie und Vergiftung mit Calciumkanal-Blockern
- erwäge Abbruch der CPR-Versuche wenn: Überleben ohne schwere bleibende Schäden sehr unwahrscheinlich; Sterbe- oder Leidensverlängerung sehr wahrscheinlich; anhaltende Asystolie
- erwäge Reanimation über Stunden bei: Unterkühlung; Ertrinken; Vergiftung; nach Lyse-Therapie: 60 – 90 min

Nach Reanimation
- Monitor, ICU
- EKG (MCI – ACS?, QTc?, Brugada-Syndrom?)
- Labor: BZ, Na, K, Ca, BGA, Lactat, CK, Troponin, Crea; NSE
- Echo: LV-Funktion; Erguss? RV-Weite
- erwäge: CT Schädel/Hals, Sono Abdomen, Thx-Rö
- erwäge: ZVK; art. Kanüle; Blasenkatheter; Kühlung
- Angehörige: Verständigung, Gespräch
- Nachbesprechung mit CPR-Team

1.2 Hypoglykämie

▨ Definition
- Hypoglykämie = Blutzucker < 40 –(50) mg/dl

Blutzucker messen!
- – Bewusstseinstrübung
- – Alkoholisierte
- – Epilepsie
- – Verdacht Schlaganfall
- – bizarres Verhalten
- – Leberkranke

▨ Therapie
- Glucose 15 – 30 g rasch i.v., z.B. 33 % (50 –)100 ml
- evtl. Glucose 10 % kont. i.v.
- kein i.v. Zugang: Glucagon 1 mg i.m. oder s.c.
- bei schwerer Alkoholkrankheit: Thiamin 100 mg i.v.

▨ Weitere Maßnahmen
- BZ-Kontrolle nach 1 und 2 h, dann individuell
- Beobachtung: Richtwert 4 h, aber *Achtung* bei Hypoglykämie durch orale Antidiabetika: Hypoglykämie kann Tage anhalten → Beobachtung und BZ-Kontrolle mindestens 12 – 24 h
- identifiziere wahrscheinliche Ursache: Überdosierung von Insulin u/o anderen Antidiabetika (Irrtum, iatrogen, suizidal, kriminell); Missverhältnis Kalorienzufuhr zu Insulindosis; ungewohnte körperliche Aktivität; schwere Leberstörung (akut oder chronisch, Alkohol, andere); selten: Insulinom, Nesidioblastose, paraneoplastisch
- Zusatzuntersuchungen: Na, K, Crea, LFP; evtl. Alkoholspiegel
- erwäge Spezialuntersuchungen, v.a. bei Nichtdiabetikern oder wenn Hypoglykämie unerklärlich: Insulin, C-Peptid, Cortisol, TSH

1.3 Differenzialdiagnose der Bewusstseinstrübung

▦ Definition
- Jede schwere Störung von Hirnstamm oder bds. Großhirnrinde

▌ Vorsicht mit HWS-Manipulation!
▐ Sturz, Risiko Querschnitt

▦ Koma: Differenzialdiagnose AEIOU-TISS
A Alkohol
E Epilepsie
I Insulin, Unterzucker
O Opiate, Intoxikation
U Urämie, metabolische
T Trauma
I intrakranieller Prozess
S Schock, Sepsis
S Stupor, Schlaf

▦ Systematische Evaluierung

Koma: Akut-Evaluierung:
- – Puls – CPR?
- – Blutzucker
- – EKG, Monitor
- – BGA, Kalium
- – Koma-Tiefe
- – Blutdruck
- – Augen
- – Vergiftung? Alkohol?
- – ZNS-Herd?
- – Temperatur

1. Puls: extreme Tachykardie oder Bradykardie?
2. Monitor: EKG, Pulsoxy, Blutdruck
3. Blutdruck niedrig: Vergiftung (v.a. Alkohol, Opiate, Benzodiazepine), Schock, MCI, PE, Sepsis, Anaphylaxie; selten: Thyreotoxikose, Myxödem, Addison-, Hypophysen-insuffizienz

4. in die Augen schauen:
- Widerstand gegen Öffnen: typisch für Stupor
- Pupillendifferenz → CT
- Pupillen weit: Vergiftung (anticholinerg, sympatho-ton), intrakranieller Prozess
- Pupillen eng: Vergiftung (Opiat, cholinerg), Hirndruck
- Skleren rot (Gefäße): typisch für Alkohol

5. ZNS-Herd?
- Seitenzeichen
- Meningismus (*Cave* HWS)
- Zungenbiss, Sezessus
- Muskeltonus
- Streck-/Beuge-Haltung
- Reflexe, Babinski

6. Temperatur: Unterkühlung; Sepsis → Hyperthermie

7. metabolisch/endokrin: BZ ↓↓ oder ↑↑, Leberversagen, Ammoniak ↑↑, Na ↑↑ oder ↓↓, Ca ↑↑, Myxödem, Nebenniereninsuffizienz, Hypophyseninsuffizienz

Labor
- BZ; BB; Na, K, Cl, Ca; BGA; CK, CK-MB, Troponin; Creatinin; LFP; Lactat, Osmolalität; Alkohol; Ammoniak
- evtl. Drogen-/Medikamenten-Spiegel
- erwäge Asservierung

▦ Maßnahmen

Erwäge
- Atemhilfe, Intubation (→ Kap. 20)
- Naloxon, Flumazenil
- stabile Seitenlagerung

Koma-Risiken:
- Apnoe
- Aspiration
- Sturz mit HWS-Verletzung

▒ **Koma-Tiefe, Schweregrad** (Tab. 1.1)

Tabelle 1.1   Schweregrade der Koma-Tiefe

	weckbar durch	**Wachheit dauert**
Somnolenz	milden Reiz	wenige Minuten
Sopor	starken Reiz	Sekunden
Koma	nicht weckbar und keine Reaktion	

▒ **Glasgow-Coma-Skala** (Tab. 1.2)
- beste Reaktion zählt

Tabelle 1.2   Scores der Glasgow-Koma-Skala (GCS)

beste Augen-Reaktion	**A-Score**
öffnet spontan	4
auf Kommando	3
auf Schmerzreiz	2
öffnet nicht	1
beste verbale Reaktion	**V-Score**
orientiert	5
verwirrt	4
unpassend	3
unverständlich	2
keine	1
beste motorische Reaktion	**M-Score**
befolgt Aufforderungen	6
Schmerz → greift hin	5
Schmerz → Fluchtreaktion	4
Schmerz → beugt	3
Schmerz → streckt	2
Schmerz → keine Reaktion	1

übliche Angabe: Summe A + V + M, z.B. Koma = GCS ≤ 8
besonders aussagekräftig: Detail-Angabe, z.B. A4V3M5
nicht verwertbar bei: Kind, sediert, intubiert, Augenverletzung

1.4   Alkohol-Vergiftung

▦ Klinik
- abhängig mehr von Toleranz/Training als von Promille
- Geruch ist unverlässlich; wenn, dann sehr nahe am Patienten
- typisch: rascher Wechsel der Neurologie, z.B. Koma ↔ wach
- typisch: Gefäßdilatation mit „roten" Augen

▦ Risiken
- Hypoglykämie
- Koma: Apnoe, Aspiration
- nicht erkannte intrakranielle Blutung

Gefährlich:
- „Stammkunden"
- bagatellisieren

▦ Sofortmaßnahmen
1. BZ
2. Pupillen
3. Verletzungszeichen?
4. Monitor mit Pulsoxy, ± EKG

▦ CT Schädel und Hals: wen, wann?
- Pupillendifferenz
- Verletzungszeichen Kopf/Hals
- keine Besserung nach 4 – 6 h

▦ Weitere Maßnahmen
- erwäge Intubation bei tiefem Koma
- erwäge Thiamin 100 mg i. v.
- erwäge RR, EKG, Thx-Rö (Aspiration)
- erwäge Na, Cl, K, Alkoholspiegel (*ohne* Alkoholtupfer), BGA, Osmolalität, Lactat, LFP, BB

Selten sinnvoll
- Magenspülung, Aktivkohle, Flumazenil
- Hämodialyse (Koma und Promille > 5?)
- medikamentöse Sedierung

Kontrolliere
- Blutzucker
- Pupillen
- Koma-Tiefe nach 4–6 h

Alkohol: Promille, Kinetik
- Abbau: 0,1–0,2‰/h
- maximaler Blutspiegel: 80–120 min nach Einnahme
- ‰ im Blut ~ eingenommene Gramm pro kgKG × 0,6
- Alkohol g/100 ml: Bier ~ 4, Wein ~ 10, Likör ~ 16, Schnaps 20–50

1.5 Opiat-Vergiftung

Klinik
- Bewusstseinstrübung, Miosis, Hypotension
- selten: Lungenödem, Blasensphinkterspasmus

Risiko durch Atemdepression, Aspiration

Untersuchungen
- erwäge: LFP; Hepatitis, HIV; CRP; Thx-Rö

Therapie
- supportiv: Überwachung (Pulsoxy, EKG); Atemwege schützen
- erwäge Naloxon 0,4 mg i.v. (alt. i.m.), sinnvoll wenn: drohende Apnoe *und* Intubation problematisch; *Risiken*: akute Entzugssymptome, Aggression, Rückfall in Koma nach 10–20 min (kürzere HWZ als alle Opiate in Gebrauch)
- erwäge Aktivkohle: wenn retardiertes Opiat-Präparat und Schutzreflexe adäquat
- erwäge Blasenkatheter

1.6   Benzodiazepin-Vergiftung

▦ Klinik
- Bewusstseinstrübung; Hypotension; Muskeltonus ↓
- individuell sehr variabel (nach Toleranz, Substanz, Dosis)

- ▦ *Risiko* durch Atemdepression, Aspiration

▦ Untersuchungen
- Benzodiazepin-Spiegel sagen wenig aus, evtl. nützlich: Änderungen im Verlauf

▦ Therapie
- supportiv: Überwachung (Pulsoxy, EKG), Atemwege schützen
- Hypotension: NaCl
- erwäge Flumazenil: selten sinnvoll, z.B. drohende Apnoe und Intubation problematisch; nur durch Erfahrene; *Risiken*: Krampfanfall (Mischintoxikation mit Antidepressiva häufig), akute Entzugssymptome, Tachyarrhythmie, neuerliches Koma (kurze HWZ); initial 0,3 mg i.v., evtl. wiederholen, evtl. gefolgt von 0,1 – 0,4 mg/h kont. i.v.
- Magenspülung selten sinnvoll; erwäge wenn: erste Stunde; schwere (Misch-)Intoxikation und Patient intubiert. *Kontraindikation*: Schutzreflexe zweifelhaft *und* nicht intubiert
- Aktivkohle 1 g/kgKG 1 × p.o.: wenn Patient intubiert
- Verlaufskontrolle: Bewusstseinsgrad, AF, RR, SpO_2; evtl. Benzodiazepin-Spiegel

1.7   Synkope

▦ Definition
- plötzlicher Verlust von Bewusstsein und Muskeltonus
- spontane Wiederherstellung innerhalb Sekunden bis Minuten

Risiko:
- plötzlicher Tod
- Sturz, Verletzung

Ziel
- identifiziere und behandle bedrohliche Ursachen
- entscheide: stationäre Aufnahme u/o weitere Untersuchungen

Differenzialdiagnose
- Koma dauert Stunden und länger
- Drop Attack (VBI): bleibt wach, Beine knicken weg
- Kollaps: Sturz/Tonusverlust mit oder ohne Bewusstseinsverlust

Ursachen
- bedrohlich bei 10–20%: Lungenembolie und Lungenhochdruck, Dissektion (Aorta, Karotis), SHT, Blutung (GIT, EUG); Tachykardie, v.a. selbstlimitierte VT/KFli, Bradykardie/Aystolie, schwere Aortenstenose (Klappe, subaortal) oder Mitralstenose, CMP, HOCM, Schrittmacher-Fehlfunktion; Epilepsie, Schlaganfall/TIA, SAB/ICH
- Sterberisiko klein, Entlassung oft möglich: einfache Ohnmacht (vasovagal, neurokardiogen – bei 30–50%); situativ/Reflex (Schmerz/Angst, Miktion, Defäkation, Husten, Schlucken, Blasinstrument); psychiatrisch; Medikamente (Orthostase – Nitro, Blutdruck-/HF-Senker, Sedativa/Hypnotika); Dehydration; Hypoglykämie, autonome Neuropathie (z.B. DM)
- keine Erklärung bei 10–40%
- sehr selten: Addison-Krankheit, Myxom, Insulinom, Mastozytose, Karzinoid

Vorgehen
- möglichst genaue Schilderung des Hergangs durch Augenzeugen: „Ich war nie bewusstlos" ist unverlässlich.

- Puls, RR – im Liegen, Sitzen, Stehen: signifikant ist RRs-Abfall um > 20 mm Hg oder unter 90 mm Hg
- DRU, Hämoccult: bei Orthostase-Intoleranz, Bauchschmerz
- EKG: Frequenz, Block, Ischämie, Hypertrophie, QTc, Präexzitation
- Auskultation: Aortenstenose? Karotisstenose?
- BB, BZ, Na, K, CK, CK-MB, Troponin, D-Dimer
- erwäge: Karotisdruckversuch (Pause > 3 s; *Kontraindikationen*: Herzinfarkt, AV-Block, Karotis-Plaque); BGA; Neurologie; Unfallchirurgie; EKG-Monitor; Echo; Holter

▨ Bedrohliche Zeichen
- Assoziation mit Anstrengung/Belastung → Echo
- Schmerzen: Abdomen → Sono, DRU; Thorax → Echo, evtl. CT
- AF ↑ oder Atemnot: erwäge Thx-Rö, CT, Echo
- Herzgeräusch; bekannte Herzerkrankung
- Orthostase-Intoleranz: Blutung? Dehydration, CVI, Medikamente
- gestaute Halsvenen; Zyanose
- langes QTc
- erste Synkope; noch nie systematisch evaluiert

▨ Epilepsie vs. kardiale Synkope
- Auch Herzstillstand kann zu Krampfanfall, Zungenbiss und Sezessus führen (~ 5 %).
- für Epilepsie sprechen: Initialschrei, Zungenbiss, postiktale Verwirrtheit, Déjà-vu oder Jamais-vu
- für kardiale Synkope sprechen: rasch ganz wach, Präsynkopen, Auftreten nach längerem Stehen oder Sitzen, Schwitzen

▨ Disposition, Beratung

Stationäre Aufnahme
- bedrohliche Zeichen
- anhaltende Beschwerden

Keine stationäre Aufnahme
- keine bedrohlichen Zeichen + anhaltend beschwerdefrei
- typische vasovagale Synkope
- Herz bereits untersucht: keine Erkrankung fassbar

Einfache Therapie-Optionen
- Dehydration vorbeugen
- „Kreislauftraining", Wechselduschen kalt-warm
- problematische Medikamente reduzieren/absetzen
- bei Präsynkopen-Gefühl: Beine gegeneinander pressen; Hinsetzen, Hinlegen; kaltes Wasser trinken

2 Schock

▓ Überblick

- Definition: Blutkreislauf ist kritisch beeinträchtigt. „Kritisch" = O_2-Transportrate ist kleiner als der systemische O_2-Bedarf.
- Diagnose: Weder O_2-Transportrate noch O_2-Bedarf können direkt gemessen werden. Die Diagnose ist somit unscharf: Beurteilung der Organfunktionen in Zusammenschau mit Kreislaufparametern (RR, Puls, Pumpleistung, SpO_2, Lactat).

O_2-Transportrate:
- O_2-Sättigung von Hb
- Pumpleistung
- intravasales Volumen
- Vasotonus
- Verteilung im Kreislauf

- klinische Definition: Schockzeichen und niedriger Blutdruck: RRs < 90 mm Hg *oder* ungewohnt niedrig *oder* rascher Abfall um > 40 mm Hg
- Schockzeichen: Minder- oder Fehlfunktion vitaler Organe, v.a. Bewusstseinstrübung, Verwirrtheit; Unwohlsein; je nach Ursache und Schweregrad: Hypotension; kalte Haut, Akren, HF ↑, AF ↑, Gähnen, Azidose, Oligurie

---

Blutdruck – Schock?
- Niedriger Blutdruck allein ist kein Schock.
- Normaler Blutdruck schließt Schock *nicht* aus.

- Therapie-Prinzipien:
  - Ursache beseitigen
  - O_2-Transportrate steigern
  - O_2-Bedarf senken

▦ Ursachen

Schockformen:
- kardiogen
- Hypovolämie
- vasodilatativ
- obstruktiv
- Kombinationen

- kardiogen: extreme Tachykardie oder Bradykardie, Herzinfarkt; seltener: Myokarditis, Tamponade, Vergiftung, schwere Klappeninsuffizienz, Shunts
- Hypovolämie: Blutung (GIT, Pleura/Peritoneum, Ruptur von Aorta/Arterie), Dehydration (Durchfall, Erbrechen, Hitze, Polyurie); seltener: Verbrennung, Pankreatitis, Aszites
- Vasodilatation: Sepsis/SIRS, Anaphylaxie; seltener: Vergiftung, Medikamente; Leberversagen, Nebennniereninsuffizienz, Hypophyseninsuffizienz, Hypothyreose; neurogen
- Obstruktion: Lungenembolie, Spannungspneumothorax; seltener: Aortendissektion, schwere Stenose von Herzklappen
- Kombinationen: sind häufig, z. B. als Folge von Sepsis oder Hypoxie → Schädigung von Endothel und Myokard

Erwäge immer auch:
- Anaphylaxie
- Lungenembolie
- Blutung: GIT, EUG
- Tamponade
- RV-MCI

▦ Sofortmaßnahmen
- frühzeitig Erfahrenen oder Intensivmediziner beiziehen
- kein Blutdruck messbar → Herzalarm; Patient bewusstlos → CPR

- i. v. Zugang, möglichst großlumig (Kanüle, Vene), möglichst 2 Zugänge; NaCl 500 ml rasch i. v. (*nicht* bei Lungenödem), oder Kolloid (bevorzugt bei Blutung)
- O_2, Monitor: EKG, RR, Pulsoxy
- Lagerung flach; seitlich bei Erbrechen; Oberkörper hoch bei kardiogenem Schock
- Echo: Erguss, Pumpleistung, RV-Dilatation (PE), VSD, Klappen
- Sono: große Körperhöhlen und Retroperitoneum: freie Flüssigkeit?
- EKG: Frequenz, Ischämiezeichen, PE-Hinweise, Niedervoltage
- Labor: BB, Blutgruppe; BGA, Lactat; Glucose, Na, Cl, K, Ca; Crea, Harnstoff; PT, aPTT, Fibrinogen, D-Dimer; LFP; CRP; evtl. Osmolalität, Blutkulturen

Erwäge
- Ery-K, Frischplasma
- arterielle Kanüle, ZVK/ZVD, Pulmonaliskatheter
- Thx-Rö: Pneumothorax; selten hilfreich bei Pulmonalembolie, Dissektion, Tamponade
- CT: Thorax (PE, Dissektion), Abdomen (Perforation, Aortenruptur)
- Endoskopie

Verdacht Blutungsschock:
- Volumen i. v.
- Sono: Pleura, Abdomen, Retroperitoneum
- Endoskopie
- BB akut, wenn normal: Wiederholung in 30–60 min

▦ Differenzialdiagnose
- Ödeme, Urtikaria: Anaphylaxie
- Akren kalt: Pumpversagen, Hypovolämie, evtl. Sepsis
- Akren warm: Vasodilatation
- Atemnot, AF ↑: Pulmonalembolie, Herzinsuffizienz, Pneumothorax, Azidose, Anaphylaxie

- Herzgeräusch: Endokarditis, akute Klappeninsuffizienz, Ruptur (VSD, Papillarmuskel), Dissektion
- Halsvenen gestaut: schwere Pulmonalembolie, Tamponade, RV-MCI, Spannungspneumothorax, Linksherzdekompensation
- Lungenödem: LV-Versagen, Vergiftung
- Lungen seitendifferent: Spannungspneumothorax?
- akutes Abdomen: Pankreatitis, Perforation, Aortenruptur, EUG
- Hämatemesis, Meläna, Anämie, oder Orthostase-Intoleranz: GIT-Blutung?

Therapie-Optionen

- siehe auch ($\rightarrow$) Anaphylaxie, ($\rightarrow$) massive Pulmonalembolie (Kap. 6.9), ($\rightarrow$) Tamponade, ($\rightarrow$) MCI (Kap. 5), ($\rightarrow$) Rhythmusstörungen (Kap. 4), ($\rightarrow$) GI-Blutung (Kap. 8.5)

Optimiere O_2-Transport vs. O_2-Bedarf

- O_2, erwäge Narkose, Beatmung
- schwere Arrhythmie korrigieren
- Hypoxie korrigieren
- intravasales Volumen und Perfusionsdruck optimieren
- Catecholamine, Corticosteroid
- erwäge: Levosimendan, Vasopressin, NaBic

Volumen

- Ziele:
  - tastbarer Puls
  - RRs > 90; RRm > 60 [RR_m= mittlerer RR = RRd + (RRs-RRd)/3]
  - Hb: 100 g/l
  - Harn > 30 ml/h
  - ZVD = 5 mm Hg
- Start mit 500 ml rasch i.v., weiter nach Ansprechen
- Kristalloide generell bevorzugt (Wirksamkeit, Risiken); NaCl, Ringer (*nicht* bei ACS)
- Blutung: zusätzlich Kolloid (Gelatine, Dextran, Albumin); frühzeitig bereitstellen: Ery-K, FFP, evtl. TK

Vasopressoren, Inotropika
- wenn in 15 min keine Besserung mit Volumen i. v. (Bewusstsein, Schockzeichen, Blutdruck)
- Wahl und Dosis variieren; folge evtl. lokalen Richtlinien
- periphere Vene, solange kein ZVK verfügbar

Catecholamin-refraktärer Schock
- Hydrocortison 200 mg i. v., v. a. bei (Verdacht auf) Nebenniereninsuffizienz
- erwäge: NaBic, z. B. 8,4 % 100 ml i. v.; Vasopressin

◾ Vasopressoren, Inotropika

Wahl
- Hypotension: erste Wahl Dopamin; Eskalation: Noradrenalin; Extremmaßnahmen: Adrenalin, Vasopressin (*Risiko* Ischämie)
- Pumpschwäche: erste Wahl Dobutamin; wegen Vasodilatation/Hypotension meist Kombination mit Dopamin; Eskalation: Levosimendan; ultima ratio: Adrenalin

Verabreichung
- streng intravenös – *Cave* intraarteriell!
- möglichst große Vene; ZVK bevorzugt, sobald verfügbar
- Startdosis bei ZVK: erwäge initialen Bolus entsprechend ZVK-Volumen: je nach ZVK-Typ 0,2 bis > 1 ml
- möglichst mit Motorspritze
- möglichst direkte Blutdruckmessung mit arterieller Kanüle

Dopamin
- Start mit 2,5 – 3,0 µg/kgKG/min i. v.
- Motorspritze: 250 mg ad 50 ml mit NaCl = 5 mg/ml: initial 3 ml/h
- Dauertropf: 250 mg in 500 ml NaCl = 0,5 mg/ml: initial 30 ml/h = 0,5 ml/min ≈ 10 Tropfen/min
- Dosis nach Blutdruck titrieren, alle 3 – 5 min; maximal ~ 5fache Startdosis

Noradrenalin

- Start mit $1\,\mu g/kgKG/min$ i. v.
- Motorspritze: 25 mg ad 50 ml mit NaCl = 0,5 mg/ml: initial 2 ml/h
- Dauertropf: 25 mg in 500 ml NaCl = 0,05 mg/ml: initial 20 ml/h ≈ 0,3 ml/min ≈ 6 Tropfen/min
- Dosis nach Blutdruck titrieren, alle 3 – 5 min; ausgereizt/ maximal: 5- bis 10fache Startdosis

Dobutamin

Dobutamin: Meistens sinkt der Blutdruck!

- Start mit $5,0\,\mu g/kgKG/min$ i. v.
- Motorspritze: 250 mg ad 50 ml mit NaCl = 5 mg/ml: initial 5 ml/h
- Dauertropf: 250 mg in 500 ml NaCl = 0,5 mg/ml: initial 50 ml/h = 0,8 ml/min ≈ 16 Tropfen/min
- Dosisanpassung: nach Schockzeichen und Echo bis Pulmonaliskatheter einsatzbereit (Herzindex)

Adrenalin

- Bedarf allein zeigt meist schlechte Prognose
- Start mit $0,05\,\mu g/kgKG/min$ i. v.
- Motorspritze: 5 mg ad 50 ml mit NaCl = 0,1 mg/ml: initial 2 ml/h
- Dauertropf: 5 mg in 500 ml NaCl = 0,01 mg/ml: initial 20 ml/h ≈ 0,3 ml/min ≈ 6 Tropfen/min
- Dosis nach Blutdruck titrieren, alle 3 – 5 min; maximal: 3- (bis 5-)fache Startdosis

Vasopressin

- 0,04 E/min
- Motorspritze: 40 E ad 50 ml mit NaCl = 0,8 E/ml initial 3 ml/h
- Dauertropf: 40 E in 500 ml NaCl = 0,08 mg/ml initial 30 ml/h ≈ 0,5 ml/min ≈ 10 Tropfen/min

Levosimendan
- Indikation: akut dekompensierte (chronische) Herzinsuffizienz
- Monitor; Pulmonaliskatheter empfohlen
- *Kontraindikation:* Crea-Clearance < 30 ml/min; schwere Leberinsuffizienz
- Vorsichtsmaßnahmen: vor Gabe ausgleichen/stabilisieren: K↓, Dehydration, Arrhythmie
- Dosis: 12–24 µg/kgKG über 10 min, dann 0,1 µg/kgKG/min i.v. für 24 h
- Ansprechen überprüfen nach 30–60 min, bei Hypotension u/o Tachykardie: Dosis reduzieren oder Stop, bei gutem Ansprechen evtl. Steigerung auf 0,2 µg/kgKG/min

2.1 Kardiogener Schock

▦ Definition
- →/= hypotensiver Schock

▦ Prioritäten
- i.v. Zugang, möglichst ZVK; art. Kanüle
- Catecholamine: Dobutamin + Dopamin; erwäge Levosimendan
- Echo: Chirurgie? (VSD, Tamponade, kritische Klappendysfunktion)
- erwäge: Akut-PCI, intraaortale Ballonpumpe, Ventricular Assist Device, aortokoronare Bypass-OP
- Intensivstation: Intubation, PAC

▦ Intraaortale Ballonpumpe (IABP)
- Indikation: MCI mit kardiogenem Schock, akute Mitralinsuffizienz, refraktäre instabile Angina pectoris, Überbrückung (bis Tx, bis Erholung)
- *Kontraindikation*: Aortenklappeninsuffizienz, Aortendissektion, Aortenprothese im letzten Jahr, schwere PAVK
- Komplikationen: arterielle Ischämie (Beine), Sepsis, Blutung

2.2 Septischer Schock

Definition
- Sepsis mit Hypotension und Organdysfunktion u/o DIC

Prioritäten
- i. v. Zugang: möglichst groß, möglichst ZVK
- Volumen: wichtig: rasch und reichlich (2 – 10 l), weniger wichtig: welches (NaCl, Ringer, evtl. auch Kolloid)
- Dopamin u/o Noradrenalin
- Kulturen vor Antibiotikum
- Antibiotikum: möglichst rasch, → Infektion
- Chirurgie oder Drainage des Fokus wo möglich
- Intensivstation
- Intubation meist absehbar
- bald: art. Kanüle, Pulmonaliskatheter

Meningokokkensepsis? → Verdacht: Purpura, Meningismus → sofort:
- Penicillin G 10 Mio E i. v.
- oder Cefotaxim 2 g i. v.

Differenzialdiagnose
- umfasst viele nicht infektiöse Ursachen (→ Infektion/Sepsis)

2.3 Anaphylaxie

Überblick (Abb. 2.1)
- Definition: schwere systemische allergische Reaktion
- schwer = wenn Atemnot oder Hypotension
- Auslöser: v. a. Antibiotika, Nahrungsmittel, Insekten, aber auch viele andere, z. B. Latex, Röntgen-Kontrastmittel, Vitamine etc.

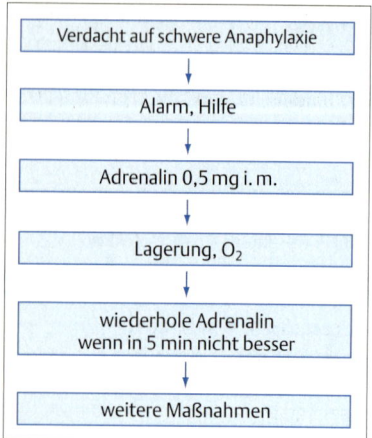

Abb. 2.1 Erste Maßnahmen bei Verdacht auf schwere Anaphylaxie.

▨ Sofortmaßnahme

- Adrenalin 0,5 mg i. m.= 0,5 ml 1:1.000 (1 mg/ml)
- in lateralen Oberschenkel
- Adrenalin i. v.: nur bei schwerem Schock, CPR; nur durch Erfahrenen (*Risiko* KFli); langsam: 0,1 mg/min (d. h. 1 ml einer 1:10.000-Verdünnung = 0,1 mg/ml), Stop sobald ansprechbar
- halbe Dosis bei: β-Blockern, trizyklischen Antidepressiva
- Autoinjektor (EpiPen): 1 Stoß= 0,3 mg (0,15 bei EpiPen Junior)

▨ Weitere Maßnahmen

Keine Zeit verlieren mit i. v. Zugang: Alle wichtigen Medikamente sind auch i. m. möglich!

- Antigenzufuhr sofort stoppen
- Schocklagerung (Kopf tief), O_2
- H_1-Blocker: z.B. Diphenhydramin 30 – 60 mg i. v. (in NaCl 1 l), oder i. m.

- Steroid: z. B. Prednisolon 250 – 500 mg rasch i. v., oder i. m.
- NaCl 0,9 % 1 l rasch i. v., Wiederholung nach Bedarf, evtl. auch > 4 l
- Atropin 1 mg i. v.: bei Bradykardie, refraktärem Schock
- H_2-Blocker: z. B. Ranitidin 50 mg i. v. oder i. m.

Bronchospasmus → zusätzlich
- Adrenalin-Spray (Primatene Mist 1 – 2 Hübe) bei schwerem Asthma
- evtl. Steroid inhalativ, evtl. Theophyllin 5 mg/kgKG i. v.

Larynxödem u/o Zungenschwellung → zusätzlich
- Adrenalin-Spray u/o Adrenalin inhalativ
- Intubationsbereitschaft
- Extremmaßnahme: Luftröhrenschnitt

▨ Tipps
- *keine* β-Mimetika i. v.: antagonisieren Adrenalin!
- Kristalloide, *nicht* Kolloide
- Beobachtung nach Schweregrad; mindestens 6 – 8 h
- H_1-Blocker weiter für 24 – 48 h

▨ Mildere Allergie
- Hautreaktion, Rhinitis, Konjunktivitis, Unruhe, Kopfschmerz: Prednisolon 250 mg Bolus i. v., Diphenhydramin 60 mg in 500 ml NaCl rasch i. v.; *kein* Adrenalin

2.4 Herztamponade, Perikarderguss

▨ Klinik
Abhängig von Ergussvolumen und Geschwindigkeit:
- Halsvenenstau im Sitzen + RR ↓ + leise HT (Beck-Trias); Halsvenenstau kann fehlen bei Hypovolämie
- Tachykardie, Atemnot
- Pulsus paradoxus (RRs sinkt > 10 mm Hg mit Einatmen); Pulsoxy: deutliche Kurvenänderung inspiratorisch
- Kussmaul-Zeichen: HV-Stau (ZVD) nimmt inspiratorisch zu

- EKG: evtl. elektrischer Alternans (der QRS), evtl. Niedervoltage
- Tod nahe: Schockzeichen, → pulslose elektrische Aktivität (PEA)

Differenzialdiagnose
- Lungenembolie
- MCI des rechten Ventrikels
- konstriktive Perikarditis

Sofortmaßnahmen
- i.v. Zugang, NaCl, O_2
- Echo: Erguss ist hämodynamisch bedeutsam wenn:
  - a) deutliche Abnahme der diastolischen Flussgeschwindigkeit über AV-Klappen mit Inspiration
  - b) Kompression der Herzhöhlen – mit ansteigendem Schweregrad: Vorhöfe → RV → LV
- frühzeitig Erfahrenen u/o Herzchirurgen einbeziehen

Maßnahmen bei Schock
- NaCl-Bolus 500 ml, Catecholamine
- *vermeide*: Vasodilatoren, v.a. Nitro

Notfall-Perikardpunktion
- bei Tamponade, Schock, PEA: gewinnt Zeit für Herzchirurg
- möglichst durch Erfahrensten
- halb sitzende Rückenlage
- Monitor (EKG, Pulsoxy); möglichst unter Echo-Kontrolle
- ZVK-Set, möglichst lange Nadel, Dreiweghahn
- sterile Punktion 1 – 2 cm unter Xiphoid, 45° zur Haut
- Nadel langsam vorschieben, Richtung linke Schulter, mit Blick auf EKG-Monitor
- zurückziehen, wenn akute EKG-Veränderungen
- Aspiration von 20 – 40 ml kann schon HZV bessern
- Drain einlegen, mit üblicher Seldinger-Technik, evtl. Saugdrainage
- Proben für BB, Bakteriologie, Zytologie

Risiken: Verletzung von Myokard, Arterien, Lunge; Luftembolie; Herzstillstand; Infektion

Sonstige Maßnahmen

- erwäge CT zur Differenzialdiagnose: Dissektion, massive Pulmonalembolie
- EKG: evtl. Niedervoltage, evtl. elektrischer Alternans (QRS)
- Thx-Rö: Tamponade ist auch bei schlankem Herz möglich
- BB, BZ, Na, K, CK, CK-MB, Troponin; Crea; Gerinnung, CRP; evtl. Blutgruppe, Lactat
- erwäge ZVK (ZVD), Pulmonaliskatheter

Ursachen

- Ruptur: Ventrikel/MCI, Aorta, (gedeckt, sonst sofort tot)
- Trauma: Unfall, Karotisangiographie, ZVK, Schrittmacher
- selten tamponierend: Perikarditis, pulmonale Hypertension

3 Hoher Blutdruck, Blutdruckkrise

3.1 Hoher Blutdruck

▓ Überblick

> Es ist selten sicher zu entscheiden, ob der hohe Blutdruck *Ursache* oder *Folge* der Beschwerden ist: „Henne oder Ei?"

Akutintervention i. v. oder s. l. ist problematisch
- ist selten erforderlich
- v. a. sublingual ist *nicht* steuerbar
- kann Schlaganfall, MCI und Schock verursachen

▓ Erste Schritte
- Ist es eine (→) Krise: schwere Symptome?
- Patienten hinlegen, ruhiges Gespräch
- RR-Kontrolle alle 10 – 15 min, dokumentieren
- gewohnter Blutdruck, Prämedikation, Unverträglichkeiten; Schwangerschaft?
- erwäge Behandlung von Schmerzen, Stress oder Angst – volle Blase?

Häufige Ursachen:
- Schmerzen
- Stress
- Angst

▓ Keine oder leichte Beschwerden
- → „hypertensive Entgleisung"
- erwäge Tablette (*nicht* retardiert) wenn anhaltend RRs > 220, oder RRd > 120 mm Hg: β-Blocker (z. B. Metoprolol 25 mg, Labetalol 50 mg) oder Calciumkanalblocker (z. B. Nifedipin 20 mg)

- Patient aufklären: Blutdruck ist *einer* der Risikofaktoren für MCI und Schlaganfall; wichtiger als die unvermeidlichen Spitzen ist der Schnitt über Jahre.
- erwäge Empfehlung bei Entlassung: Bedarfstablette, z.B. Metoprolol 25 mg oder Nifedipin 20 mg für ungewohnt hohen Blutdruck *ohne* schwer wiegende Beschwerden
- *vermeide*: sublinguale Medikamente, v.a. Nifedipin

3.2 Hypertensive Krise

Definition
Schwere Beschwerden oder Organschädigung durch ungewohnten, sehr hohen Blutdruck:
- Angina pectoris
- Lungenödem
- Enzephalopathie, neurologische Ausfälle
- Aortendissektion

Therapie

Therapie-Ziel:
- RR um 20 % senken
- nicht mehr
- in der ersten Stunde

- Urapidil 12,5 mg i.v.; RR-Kontrolle nach 10 min, evtl. Wiederholung mit Dosis-Anpassung nach erstem Ansprechen
- Nitro kont. i.v., 1 mg/h, titrieren nach RR
- zusätzlich Diuretikum i.v. (evtl. p.o.); *nicht* bei Hypovolämie
- gefolgt von oralem Antihypertensivum: reicht fast immer
- Monitor, RR-Kontrolle alle (5 –)10 min

Therapie-Risiko:
- zu schnell
- zu viel

Weitere parenterale Optionen

- β-Blocker, z.B. Labetalol 12,5 mg langsam i.v., evtl. Wiederholung nach 10 min; *Kontraindikation*: Herzinsuffizienz, Bradykardie, AV-Block, Asthma bronchiale
- Morphin 2 mg i.v., oder 5–10 mg i.v. über 15–30 min; oder milde Sedierung p.o. oder i.v. mit Benzodiazepin
- Clonidin 0,075–0,15 mg langsam i.v., oder s.c.

Spezielle Patienten

- Schwangere: Präeklampsie oder SS-Hochdruck? In Abstimmung mit Gynäkologen: Mg-Sulfat, Urapidil, α-Methyldopa, Dihydralazin; *vermeide* ACE-Hemmer, Calciumkanalblocker, Clonidin, Diuretika
- Schlaganfall: Akute Blutdrucksenkung ist selten sinnvoll.
- Aortendissektion: Urapidil, Nitro oder Labetalol i.v.
- Cocain, Ecstasy: *keine* β-Blocker (*Risiko* Blutdruckanstieg!)
- Urämie: erwäge Hämodialyse
- Phäochromozytom(-Verdacht): α-Blocker: Urapidil 12,5 mg i.v.; oder Phentolamin 2,5–5 mg i.v. – sofortiges Ansprechen spricht für Phäochromozytom; *vermeide*: β-Blocker ohne α-Blockade

Dauerinfusionen

- Urapidil, Labetalol
- Nitro, nur für 12–24 h sinnvoll, weil Tachyphylaxie
- Nitroprussidnatrium ist problematisch weil: selten gebraucht, ICU-Überwachung erforderlich, *Risiko* u.a. Methämoglobin

▨ Untersuchungen

- Schockzeichen: Bewusstsein, Haut, Akren?
- Auskultation: Lungenödem, Vitium?
- neurologische Defizite? *Zentraler* Schwindel?
- EKG: LV-Hypertrophie, Ischämie?
- Labor: BZ, Na, K, CK, Harnstoff; Harnstatus

- erwäge: TSH, fT_4, fT_3; Renin, Aldosteron, Harncatecholamine, 24-h-Harncortisol
- erwäge: Thx-Rö; Sono (Nieren, Nierenarterien, Aorta); Echo (Hypertrophie); Augenhintergrund (Retinopathie)

Ursachen
- Schmerzen, Stress, Angst
- Antihypertensiva nicht eingenommen
- selten: Amphetamine, Cocain, Crack; intrazerebraler Prozess, v. a. Subarachnoidalblutung; Präeklampsie, akute Glomerulonephritis, Nierenarterienstenose; Phäochromozytom, Hyperthyreose; autonome Dysreflexie bei spinaler Querschnittläsion; Tetanus

4 Rhythmusstörung

▨ Systematisch das Dringlichste

Wichtigste Kriterien:
1. Patient stabil?
2. QRS polymorph?
3. QRS breit?
4. QRS rhythmisch?

1. Patient instabil? → Defibrillator
2. QRS polymorph?
   - Torsaden, QT lang: Mg, HF steigern, Defibrillator
   - VT, QT kurz: Defibrillator, Amiodaron, β-Blocker
   - FBI (WPW + VHFli): Defibrillator, Ajmalin
   - VHFli mit variablem Block: Therapie wie bei (→) VHFli
3. QRS breit?
   - VT: Amiodaron, Defibrillator
   - SVT + Schenkelblock
   - SVT + WPW/Präexzitation
   - SVT + Herzschrittmacher
   - Artefakt (Zittern, Parkinson)
4. QRS schlank → seltener dringlich:
   a) absolut arrhythmisch
       - VHFli
       - instabiler Vorhof
   b) rhythmisch
       - Sinustachykardie
       - Vorhofflattern
       - paroxysmale supraventrikuläre Tachykardie, inklusive WPW
       - atriale Tachykardie
       - seltene andere

4.1   Tachykardie (HF > 100)

Patient instabil
- → Defibrillator
- instabil = Bewusstseinstrübung, andere Schockzeichen, Lungenödem, schwere Angina pectoris, oder RR < 80 – 90 mm Hg

Patient stabil
- HF, Puls; EKG; Monitor, Pulsoxy; Defibrillator bereit
- O_2, i.v. Zugang
- problematische Herzfrequenz: große interindividuelle Unterschiede; Toleranz sinkt mit Lebensalter, Herzerkrankung, Komorbidität, VT verglichen mit SVT
- QRS breit (> 0,11 s): behandle wie VT solange nicht Gegenteil erwiesen (SVT)
- absolut arrhythmisch: Vorhofflimmern bei 95 % (DD: viele SVES)
- Anamnese: Herzerkrankung (KHK, CMP, Vitien), Rhythmusstörung; Synkopen; SM, ICD; Schilddrüse; plötzlicher Herztod in Familie; COPD; Medikamente, Drogen
- Behandlungsplan entscheiden

Frühzeitig Erfahrenen beiziehen bei
- Herzerkrankung (KHK, CMP, kongenital); LVEF ↓
- Schwangerschaft
- unsicher, ungewöhnlich (EKG, Symptome)

Tachykardie: QRS polymorph, breit (Abb. 4.1)

- = QRS-Form und -Breite ändert sich; Arrhythmie
- selbstlimitiert oder Degeneration zu KFla/KFli
- Differenzialdiagnose: Artefakt (Nachweis erfordert 12 Ableitungen); VHFli mit wechselnder intraventrikulärer Erregungsausbreitung (Block)

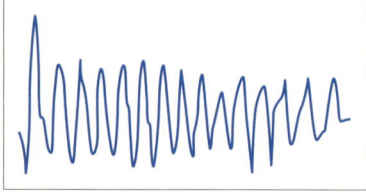

Abb. 4.**1**   QRS polymorph, breit.

Torsades des Pointes (TdP)

- = polymorphe Breitkomplex-Tachykardie mit langem QT ($\rightarrow$ EKG)
- oft selbstlimitiert (Synkope)
- v. a. durch Medikamente; auch kongenital
- Therapie: Mg-Sulfat 2 g i. v. (8 mmol); problematische Medikamente absetzen; korrigiere Hypokaliämie; vermeide Bradykardie; erwäge SM (Overdrive-Pacing)

Polymorphe Tachykardie mit normalem QT

- meist KHK/Ischämie oder CMP
- QT nur zwischen Salven beurteilbar
- Therapie: Defibrillator; Amiodaron 300 mg i. v.; β-Blocker; optimiere anti-ischämische Therapie; Revaskularisation

Vorhofflimmern + Präexzitation (FBI)

- FBI = fast, broad, and irregular (schnell, breite QRS, und absolut arrhythmisch)

  ■ FBI: *Risiko* KFli

- Therapie:
  - instabil: Kardioversion 50 – 100 J
  - stabil: Ajmalin Boli à 10 mg i. v., max. 50(– 100) mg; oder Propafenon 1 – 2 mg/kgKG i. v. über 5 – 10 min
- *kontraindiziert*: alle anderen Antiarrhythmika (auch Amiodaron, Adenosin, CCB, β-Blocker): Alle bremsen den AV-Knoten aber *nicht* die akzessorische Bahn.

Tachykardie: QRS breit, monomorph (Abb. 4.2)

Patient instabil
- → Defibrillator

Patient stabil
- Therapie-Optionen gut abwägen
- behandle wie ventrikuläre Tachykardie (VT), bis Gegenteil erwiesen
- *vermeide*: negativ inotrope Medikamente, v. a. auch Verapamil, Digitalis, β-Blocker

Diagnose und Differenzialdiagnose
- VT: 10 % sind hämodynamisch stabil
- VT sicher: AV-Dissoziation (P-Frequenz? QRS-Frequenz; „Kanonenschläge"); Capture oder Fusion Beats
- VT wahrscheinlich: Herzerkrankung bekannt, Z.n. MCI; hämodynamisch instabil; bizarre QRS; ungewöhnliche QRS-Achsen; frühere VT; QRS anders als in früherem EKG; terminiert nicht nach Adenosin
- SVT sicher: P vor jedem QRS; schlanke QRS (< 0,11 s)

VT – *Risiko*:
- Kfli, plötzlicher Tod
- Herzinsuffizienz

Differenzialdiagnose breite QRS (≥ 0,11)
- VT
- SVT + Leitungsblock
- SVT + Präexzitation
- SVT + Schrittmacher
- Artefakt

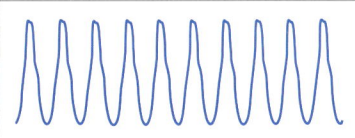

Abb. 4.**2** QRS breit, monomorph.

▦ **VT: Definition**
- = Taktgeber im Ventrikel
- QRS-Frequenz 120–300/min (<100: idioventrikulärer Rhythmus; 100–120: akzelerierter idioventrikulärer Rhythmus)

▦ **VT: Ursachen**
- KHK: Z.n. MCI
- Kardiomyopathien (CMP)
- idiopathisch, kongenital, familiär

Seltener:
- Ischämie
- Vergiftung, v.a. anticholinerg (Antidepressiva, Pflanzen etc.)
- Medikamente: v.a. Antiarrhythmika, Digitalis, trizyklische Antidepressiva
- Elektrolytstörung (K $\downarrow$ / $\uparrow$, Mg $\downarrow$)
- Myokarditis: v.a. Infekt, Kollagenose, Sarkoidose
- Stromunfall, Kontusion; Infiltration

▦ **VT: Therapie**
- beachte: Narkose u.a. Medikamente fluten langsamer an (HZV $\downarrow$)

Defibrillator wenn instabil oder refraktär
- Kurznarkose, außer Patient ist bewusstlos
- R-synchron; 100 → 200 → 360 J (oder biphasisches Äquivalent)
- Amiodaron 300 mg i.v.
- Tipp: wähle EKG-Ableitung mit guter Diskrimination QRS vs. T

Amiodaron: Medikament 1. Wahl
- 300 mg i.v. über 10 min, Wiederholung nach Bedarf, bis 1(−2) g in 24 h
- Alle anderen sind zweischneidig u/o negativ inotrop.

Alternativen

- Ajmalin fraktioniert à 5–10 mg i.v., bis max. 50(−100) mg, Stop sobald Erfolg; nur durch Erfahrene
- Ischämie: Lidocain 100 mg langsam i.v.
- keine strukturelle Herzerkrankung: β-Blocker
- erwäge Mg-Sulfat 1(−2) g i.v.
- erwäge β-Blocker, Start nur unter Monitor-Überwachung
- erwäge passageren SM: Overdrive-Pacing

  Nicht geeignet für Unerfahrene:
  - Ajmalin
  - > 2 Antiarrhythmika

Ursache beseitigbar?

- anticholinerge Vergiftung: NaBic
- korrigiere K-, Mg-Mangel
- Ischämie (selten): Lyse oder PCI? Nitro, O_2; erwäge β-Blocker

▦ **Untersuchungen**

- K, CK, Troponin; BZ, Crea, CRP
- erwäge: BGA, Digitalisspiegel, Osmolalität, trizyklische Antidepressiva, Cocain, Amphetamine, Mg

Tachykardie: QRS schmal und rhythmisch (Abb. 4.**3**)

▦ **Sofortmaßnahmen**

Patient instabil

- → Defibrillator
- Instabilität: selten, kommt vor z.B. bei Herzerkrankung oder VHFla 1:1
- Kurznarkose, außer Patient ist bewusstlos
- R-synchron; 100 → 200 → 360 J (oder biphasisches Äquivalent); bei VHFla reichen meist 50 J
- erfolglos: erwäge Amiodaron, Änderung der Pad-Anlage

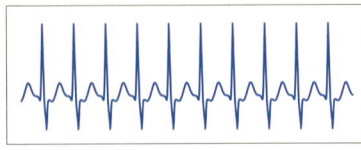

Abb. 4.**3**   QRS schmal und rhythmisch.

▨ Basismaßnahmen
- O_2, i. v. Zugang
- RR, EKG, Labor: Na, K, CK, Troponin, CRP, BB

EKG
- P vorhanden?
- P hinter QRS?
- mehr P als QRS?

▨ Tipps
- Geduld: Medikamente fluten langsamer an (HZV ↓). Warte (5 –)10 min ab, um Effekt eines Medikaments zu beurteilen
- mehr als 1 – 2 Antiarrhyhmika unwirksam → Defibrillator; erwäge passageren SM (Overdrive-Pacing)
- paroxysmal =„wie Schalter“: spricht für Reentry, gegen Sinustachykardie
- graduelle Änderung der HF spricht gegen paroxysmal/ Reentry
- Frequenz ~ 150: häufig VHFla 2:1 (zweites „P“ knapp hinter QRS, oder „Sägezähne“ v. a. inferior und Ableitung V_1)
- mehr P als QRS: VHFla, atriale Tachykardie

▨ Differenzialdiagnose
1. Sinustachykardie – häufig (Fieber, Stress, Schmerz)
2. Vorhofflattern mit konstanter Ratio P:QRS
3. paroxysmale supraventrikuläre Reentry-Tachykardie:
   - AVNRT (atrioventrikulär-nodale Reentry-Tachykardie): häufigste Ursache; Reentry innerhalb des AV-Knotens; HF 130 – 250/min; typisch: keine eindeutigen P, Pseudo-S inferior, Pseudo-r' V_1

- AVRT (atrioventrikuläre Reentry-Tachykardie): Reentry über AV-Knoten und eine oder mehrere, anatomisch abgegrenzte, nicht nodale akzessorische AV-Bahn(en); Hinweis: retrograde P
4. atriale Tachykardie: abnorme P; P-Frequenz 120–250/min, oft mehr P als QRS; Ursachen: CMP, COPD, KHK; rheumatisch; SSS; Digitalis
5. andere rhythmische Schmalkomplextachykardien sind selten, z.B. nichtparoxysmale junktionale Tachykardie (Digitalis, Herzerkrankung, COPD, Hypokaliämie)

1. Sinustachykardie

Ursachen
- jeglicher Stress, Schmerzen, Angst, Fieber
- Anämie, Hypovolämie
- Herzinsuffizienz und andere Herzerkrankungen
- Gifte, Medikamente: Alkohol, Coffein, Nicotin; Theophyllin, Atropin; Anticholinergika; Amphetamine/Ecstasy, Cocain, Cannabis; Anthracycline
- selten: Thyreotoxikose, Phäochromozytom, autonome Regulationsstörung, inappropriate Sinustachykardie

Therapie
- behandle evtl. behandelbare Ursachen
- erwäge β-Blocker, v.a. nach MCI, bei chronischer Herzinsuffizienz, Hyperthyreose

2. Stabiles Vorhofflattern

Therapie
- meist 2:1 mit QRS-Frequenz um 140–150/min
- Frequenzsenkung/AV-Bremse: wie bei VHFli ($\rightarrow$)
- NMH s.c. wie bei VHFli ($\rightarrow$)
- refraktäre Tachykardie: Amiodaron 300 mg i.v., elCV
- erwäge Ibutilide: nur durch Erfahrene; *nicht bei* krankem Herz, LVEF ↓, oder langem QT

Zwei Formen

- „typisch": Sägezahn-P-Wellen
- „atypisch": keine Sägezahn-P, sondern auffällig kleine P: mit Abstand häufigste Form von VHFla in der Akutmedizin; nach Antiarrhythmika, v. a. Digitalis → meist VHFli nach 10 – 30 min

3. Paroxysmale supraventrikuläre Reentry-Tachykardie

Therapie

- möglichst während 12-Kanal-EKG; zumindest Monitor
- Vagusreiz ist bei ~ 10 % wirksam: Valsalva-Versuch; Karotismassage (problematisch bei Geräusch, Z. n. Apoplex/ TIA); Glas kaltes Wasser trinken; Druck auf Augäpfel *nicht* empfohlen, evtl. in Extremsituationen, z. B. schwere Symptome ohne Zugang zu Medikamenten
- erwäge Adenosin; alternativ Verapamil, β-Blocker, Amiodaron

Adenosin

> Adenosin: rasche Folge:
> 1. Bolus
> 2. spülen
> 3. Arm kurz hoch
> 4. EKG beobachten

- unterbricht jede Reentry-TC wenn der AV-Knoten beteiligt ist; Voraussetzung: rasche Injektion einer wirksamen Dosis
- *wirksam* bei: AV-Reentry-Tachykardie; kann auch einzelne andere seltene SVT unterbrechen
- *unwirksam* gegen VHFla, Sinus- und atriale Tachykardie, kann diese aber demaskieren → evtl. diagnostisch sinnvoll

Patienten warnen:
- – Flush
- – Thorax-Enge

- Vorbereitung: Defibrillator bereit; EKG mitschreiben; Spritze mit 10 ml NaCl für rasches Durchspülen
- *Kontraindikation*: schweres Asthma, (AVB °II–III)
- Bolus 6 mg i.v. (ZVK: 3 mg); wenn ineffektiv: Wiederholung mit 12, 18, max. 24 mg.
- Effekt vermindert durch Theophyllin

Vorsicht, *Risiken*:
- Dipyridamol, Carbamazepin, denerviertes Herz: Effekt gesteigert; Risiko längerer AV-Block
- β-Blocker, CCB: Risiko Hypotension, Bradykardie
- VHFli bei bis 15 %

Alternativen zu Adenosin
- Verapamil 5 – 10 mg i.v.: 1. Wahl bei normalem Blutdruck und normaler LV-Funktion; bei Hypotension fraktioniert à 2,5 mg i.v., oder Digitalis
- Erfahrenen frühzeitig beiziehen
- Amiodaron 150 mg i.v. über 15 min, evtl. Wiederholung; erwäge v.a. bei LVEF ↓, oder wenn refraktär auf Adenosin und Verapamil
- β-Blocker, z.B. Esmolol 40 – 100 mg fraktioniert über 1 min, dann 4 mg/min, bis 12 mg/min; *nicht* wenn bereits CCB/Verapamil; *nicht* bei: Herzinsuffizienz, pulmonaler Hypertonie, akutem Asthmaanfall
- Digitalis, z.B. Digitoxin 0,25 – 0,5 mg i.v., oder Digoxin 0,4 mg i.v.

Präexzitation – WPW
- WPW = Wolff-Parkinson-White-Syndrom = Präexzitation über akzessorische AV-Verbindung(en) + Tachyarrhythmien

■ WPW: *Risiko* KFli bei VHFli → polymorphe VT

- Schmalkomplex-Tachykardie = orthodrom = AV-Überleitung über AV-Knoten; bei 90%
- Breitkomplex-Tachykardie (bei 10%)= antidrom = AV-Überleitung über akzessorische Bahn: QRS breiter auf Kosten der PQ-Zeit → Delta-Welle

4. Atriale Tachykardie

Therapie
- Vagusreiz
- Digitalis-assoziiert: pausieren; normalisiere K; erwäge β-Blocker, oder Phenytoin 5 mg/kgKG i.v.; Defibrillator ist unwirksam
- ohne Digitalis: β-Blocker oder Verapamil; erwäge Defibrillator

5. Andere Schmalkomplex-Tachykardie
- bei sonst gesundem Herz: β-Blocker; Vorsicht bei Hypotension
- bei Herzerkrankung oder LVEF ↓ : Amiodaron

Nachbetreuung nach Schmalkomplex-Tachykardie
- 12-Kanal-EKG sofort nach erfolgreicher SVT-Beendigung: Präexzitation? QT?
- Nachbeobachtung 4 – 12 h: stabiler SR, Befinden?
- diskutiere Pro und Kontra von elektrophysiologischer Untersuchung und Ablation; v. a. bei WPW, Synkopen u/o instabiler Tachykardie; Ablation ist 1. Wahl für elektive WPW-Therapie

4.2 Absolute Arrhythmie, Vorhofflimmern: QRS schmal, arrhythmisch (Abb. 4.**4**)

▓ Differenzialdiagnose absolute Arrhythmie

- VHFli bei > 90 %
- viele SVES: keine Therapie; evtl. β-Blocker
- VHFla (→) mit variabler Überleitung
- multifokale atriale TC (MAT): ≥ 3 verschiedene P; v. a. bei COPD; optimiere O_2, CO_2, pulmonalen Hochdruck; erwäge Verapamil (1. Wahl)
- rhythmisch arrhythmisch: Wenckebach-Periodik (AV, SA); (S)VES

Tachykardes Vorhofflimmern

- a) neu/akut = Beginn in letzten 48 h
- b) chronisch: evtl. HF ↑ durch Akuterkrankung
- c) paroxysmal: Umschlagen in Sinusrhythmus (SR) wahrscheinlich

Ursachen/Auslöser

- „idiopathisch", z. B. fokale Ektopien
- jede Herzerkrankung
- PE, andere schwere pulmonale Erkrankungen, schwere Infektion
- K↓, Alkohol (akut und chronisch), Drogen/Vergiftung, Hyperthyreose, Hypovolämie, Elektrounfall
- Toleranz sinkt mit: HF > 150, CMP, COPD und anderen Komorbiditäten, Alter

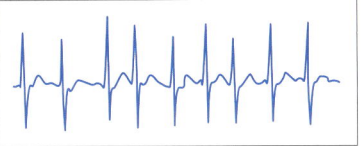

Abb. 4.**4** QRS schmal, arrhythmisch.

▦ Akut-Therapie

- (→) elektrische Kardioversion (elCV) wenn Schockzeichen, schwere AP, oder Lungenödem; meist sinnvoll:
  + Amiodaron (150–)300 mg i. v.
- Hypotension (RR <90) oder Herzinsuffizienz-Zeichen:
  erwäge elCV (*Risiken*: Hypotension durch Narkose; Aspi-
  ration/Intubation); Amiodaron 300 mg i. v. gegenüber
  CCB/β-Blocker bevorzugt; u/o Digitalis (z. B. Digitoxin
  0,5 mg i. v.); CCB (oder β-Blocker) sind problematisch: nur
  durch Erfahrene, nur in kleinen, fraktionierten Dosen
- keine Beschwerden: evtl. Frequenzkontrolle: wenn anhaltend >120/min erwäge elektive elektrische (→) oder
  pharmakologische Kardioversion innerhalb des 48-h-
  Zeitfensters; akut Amiodaron ist selten sinnvoll
- Frequenzkontrolle: Verapamil 5(–10) mg i. v. (p.o. 3 ×
  40 mg) oder β-Blocker; kombiniert mit Digitoxin 0,5 mg
  i. v. (oder Digoxin 0,4)

> Umschlagen zu SR bei 50–70 % in 24 h auch ohne spezifische
> Intervention

▦ Elektive elektrische Kardioversion

- Beginn <48 h: sobald 4 h nüchtern; beachte: asympto-
  matische Episoden kommen relativ häufig vor
- VHFli-Dauer >48 h: nach TEE (nüchtern): keine Vorhof-
  Thromben; oder nach 3 Wochen Antikoagulation (INR
  2–3)

▦ Weitere Maßnahmen bei VHFli

- nüchtern lassen, solange elektrische Kardioversion ange-
  strebt
- Therapieziel und Strategie abwägen: SR anstreben (elCV,
  Medikamente, evtl. elektive Ablation) *oder* Frequenzkontrolle allein? Für SR-Ziel sprechen: schlechte VHFli-
  Toleranz, Beschwerden; niedrige Rezidivwahrscheinlich-
  keit; Patientenpräferenz

- NMH, z.B. Enoxaparin 1 mg/kgKG, oder UFH; *nicht* wenn: bereits antikoaguliert und akzeptable INR
- abwägen: Antikoagulation mit Cumarinen vs. low-dose ASS:
  - gegen Cumarine sprechen: Compliance ↓, hohes Blutungsrisiko (Z.n. ICH; GI-Blutung, Anämie, Niereninsuffizienz), Sturzrisiko; Alter < 60 und normale Herzstrukturen
  - für Cumarine sprechen: absolut: rheumatisch oder Mitralvitium; relativ: Hypertonie, DM, großer Vorhof, LVEF ↓, Z.n. Apoplex/TIA

▦ Kardioversion, Kurznarkose

- nicht nüchtern: nur wenn Notfall: erwäge Krikoid-Druck
- mindestens zwei Betreuer; mindestens einer mit Anästhesie-/Intubationserfahrung

Vorbereitung, Checks

- Indikation, Patienten-Einverständnis
- Zahnprothesen entfernen
- Monitor: EKG, Pulsoxy, Blutdruck
- i.v. Kanüle mit Dreiweghahn
- Pads: Lage (ant.-post. wirksamer als Apex-anterior); Anschluss
- Defibrillator: R-synchron, erster Schock 100 J (oder biphasisches Äquivalent), Modus manuell; wo ist Schock-Schalter?
- bereit: O_2, Beatmungsbeutel, Intubationsmaterial, Sauger
- Rollenverteilung (Supervision – Vitalparameter, Injektion, Einschlafgespräch, Schock, evtl. Atemhilfe)

Prüfe Defibrillator: Werden QRS erkannt?

Kurznarkose, Schock, Monitor

- Propofol 1 mg/kgKG (evtl. 10 % weniger) Bolus i.v. (Arm hoch, Flush mit NaCl durch Dreiweghahn)

- Einschlafgespräch: Patienten zum Erzählen bringen (z. B. Beruf)
- Defibrillator laden: sobald Patient nicht mehr spricht, nicht mehr reagiert
- Schock 100 J und sofort mit 200 J wieder aufladen
- kontrolliere EKG-Monitor: kein SR → sofort nächsten Schock
- beobachte Bauchatmung, SpO_2

Tipps
- Geduld: Bei HZV ↓ fluten Medikamente langsamer an.
- Viele behalten Augen offen; alle haben retrograde Amnesie.
- Apnoe: dauert selten > 30 s – evtl. Atemspenden mit Beutel
- Muskelzucken, Muskeltonus ↑: gelegentlich; selten länger als 1 min

Kein Erfolg
- Mehr als 3 Versuche sind selten sinnvoll und selten während einer einfachen Kurznarkose möglich.

Alternativen
- Joule steigern
- Variation der Elektrodenposition
- Amiodaron 300 mg i. v.; alternativ bei VHFli: Ibutilide 1 – 2 × 1 mg i. v.
- Narkose beenden, evtl. neuer Versuch nach Aufsättigung mit Antiarrhythmikum

Nachbetreuung
- bleibe bis Patient reagiert und spricht: meist innerhalb 2 – 4 min
- Entlassung: nach ein paar Stunden Beobachtung und dokumentiertem, anhaltendem SR; mit Behandlungsplan

4.3 Bradykardie

▥ Übersicht

- Definition: HF < 50/min, schwer: ≤ 40/min
- Formen: Sinusbradykardie, bradykardes VHFli, AV-Block ≥ Grad II, SA-Block, SSS
- Symptome: evtl. (Prä-)Synkope, Schwindel, Herzinsuffizienz

▥ Ursachen

Vorhofflimmern: Bradykardie meistens durch Medikamente

- physiologisch: Vagotonus ↑, „Sportlerherz"
- Hyperkaliämie
- Medikamente/Vergiftung: β-Blocker, CCB, Digitalis, Antiarrhythmika, Mg, cholinerge Vergiftung (Nervengifte, Pestizide/Insektizide, Pflanzen – z.B. „mad honey")
- Schrittmacher defekt
- selten: Hirnödem, Hirndruck, Hypothyreose, Stromunfall

▥ Sofortmaßnahmen bei schwerer Bradykardie

Schnellstmöglich Kalium bestimmen:
- QRS > 0,16 s
- Bradykardie < 40

- 12-Kanal-EKG; Monitor: EKG, RR, Pulsoxy
- Kalium möglichst rasch bestimmen (Point-of-Care, z.B. auf BGA-Gerät)

Atropin
- problematisch bei AVB °II Mobitz-Typ 2
- Beginn mit 1 mg i.v., evtl. Wiederholung; evtl. 1 mg alle 4 – 6 h s.c.

- höhere Dosen: bei cholinerger Vergiftung Boli à 3 mg alle 5 min (Ziel „Atropinisieren": Pupillen weiter, HF > 60 – 70)
- alternativ: Orciprenalin 0,5 – 1 mg in 100 ml NaCl als Kurzinfusion unter EKG und RR-Kontrolle

Herzschrittmacher
- transvenös über V. subclavia oder V. jug. interna; alternativ transkutan: aber nur mit Sedierung, i.d.R. Intubation
- v.a. bei Schockzeichen/Herzinsuffizienz, Herzinfarkt; Synkope, HF ≤ 40/min

Untersuchungen
- K, Na, Cl, Ca; CK, CK-MB, Troponin; BGA, BZ; Digitalis, TSH
- erwäge Echo: LVEF, Erguss?

4.4 Atrioventrikulärer Block Grad II bis III

▦ Definitionen
- kann anhaltend oder intermittierend auftreten

Grad III
- = komplett: AV-Dissoziation mit P-Frequenz > QRS-Frequenz
- QRS breit, Frequenz meist < 40
- Tipp: AVB °III + VHFli: rhythmisch, keine P!

Grad II
- = inkomplett = ein Teil der P wird nicht übergeleitet
- Einteilung nach EKG
  - für Prognose-Abschätzung (*Risiko* AVB °III) und Therapiewahl
  - erfordert oft besondere Erfahrung

Mobitz-Typ 1 =„Wenckebach"
- = PQ-Zeit nach dem blockierten P ist kürzer als im Schlag vor dem blockierten P; „klassischer Wenckebach" = pro-

grediente PQ-Verlängerung bis zum blockierten P (para-
doxerweise nimmt der RR-Abstand gleichzeitig progredient ab)
- Risiko AVB °III ist klein, v. a. bei jungen Leistungssportlern
- Atropin oder Sympathomimetika sind wirksam

Mobitz-Typ 2 =„Mobitz"
- = PQ ist konstant
- Risiko AVB °III ist hoch → gute Schrittmacher-Indikation
- Steigerung der Sinusknotenfrequenz kann den AV-Block
  verschlechtern

Mobitz-Typ 2: *Cave*: Atropin, Sympathomimetika

▦ Therapie

AV-Block °III:
– wirksam: Orciprenalin
– unwirksam: Atropin

- keine Akuttherapie, wenn keine Beschwerden (und HF
  > 40)
- Atropin 0,5 – 1 mg i. v., evtl. zusätzlich 0,5 – 1 mg s. c.; v. a.
  bei MCI, AVB °II Wenckebach: i. d. R. unwirksam bei AVB °III
- alternativ: Orciprenalin 0,5 mg in 100 ml NaCl als Kurzinfusion i. v. unter EKG und RR-Kontrolle; anschließend
  10 mg in 50 ml NaCl über Motorspritze 2 – 10 ml/h i. v.
- Interim-Schrittmacher frühzeitig bei AVB °III, Kammer-
  frequenz < 40, Herzinsuffizienz, Synkopen, Bewusst-
  seinseintrübung oder MCI
- *vermeide*: Digitalis, β-Blocker, CCB; sonstige Antiarrhythmika

5 Thoraxschmerzen

▨ **Differenzialdiagnose** (Tab. 5.1)
- Anamnese:
  - Charakter (Druck, wie Messer …)?
  - seit wann – noch immer?
  - Lokalisation, Intensität, Verlauf, Ausstrahlung, Auslöser, was verschlechtert/bessert
  - erstmals so?
- zusätzliche Symptome? Atemnot, Brechreiz, Husten, Hämoptoe, Palpitationen, Schwindel, Synkope
- früheres EKG frühzeitig einholen
- Monitor: v. a. solange ACS wahrscheinlich

Tabelle 5.1 Differenzialdiagnose bei Thoraxschmerzen

	häufig	seltener
potenziell rasch tödlich	• MCI, ACS • Lungenembolie • Pneumothorax	• Aortendissektion • Perikarditis • Ösophagusruptur • Blutung • Arterienverschluss • Milzruptur • Sichelzellkrise
akutes Sterberisiko klein	• Stützapparat: Nerv, Muskel, Knochen • Somatisierung, Panik • Ösophagitis, Reflux • Herzstechen („precordial catch") • Pneumonie	• Pleuritis • Pleurodynie • Bronchitis, Asthma • Pneumomediastinum • Pankreatitis • Cholezystitis • Herpes zoster • Neuropathie, Tabes

▓ Untersuchungen

- Status: Inspektion – zeigen lassen; durch Drücken auslösbar/verstärkbar; Lungen seitengleich, Stauungszeichen; Herzgeräusch; Halsvenen gestaut; Hautemphysem?
- EKG: auch *rechtsthorakale* Ableitungen (Vr_1–Vr_6): Ischämie-Hinweise, extreme HF, ungewöhnliche Achsen?
- Labor: Nekrosemarker (CK, Troponin, CK-MB, evtl. Myoglobin); D-Dimer, GOT, LDH, Amylase, Lipase; BB, BZ, Crea, Na, K; PT, aPTT
- Thx-Rö: Pneumothorax, Infiltrat, Raumforderung, Erguss, Pneumomediastinum?
- Echo: Perikarderguss (Ruptur, Herztamponade, Perikarditis), Mitralinsuffizienz (akut – Papillarmuskelruptur), VSD (Septumruptur), LVEF, RV-Funktion, Akinesien/Dyskinesien
- CT: erfasst viele problematische Differenzialdiagnosen: größere PE, Aortendissektion, atypischer Pneumothorax, Pneumonie, Raumforderung

5.1 Akutes Koronarsyndrom (ACS; Abb. 5.1)

▓ Sofortmaßnahmen

- Aspirin p.o.
  - 150–350 mg kauen oder rasch resorbierbares Präparat
  - i.v. 250 mg nur wenn p.o. nicht möglich (Bewusstsein ↓, Erbrechen)
- *kein* Aspirin wenn: a) Allergie; b) nimmt bereits Aspirin
- EKG → akute Reperfusion anstreben?
- i.v. Zugang
- Defibrillator bereit
- β-Blocker: z.B. Metoprolol 5 mg i.v. oder 25 mg p.o.
- *kein* β-Blocker wenn:
  - ACS unwahrscheinlich
  - akute oder dekompensierte Herzinsuffizienz
  - HF < 50/min
  - AV-Block
  - RR < 100–110 mmHg

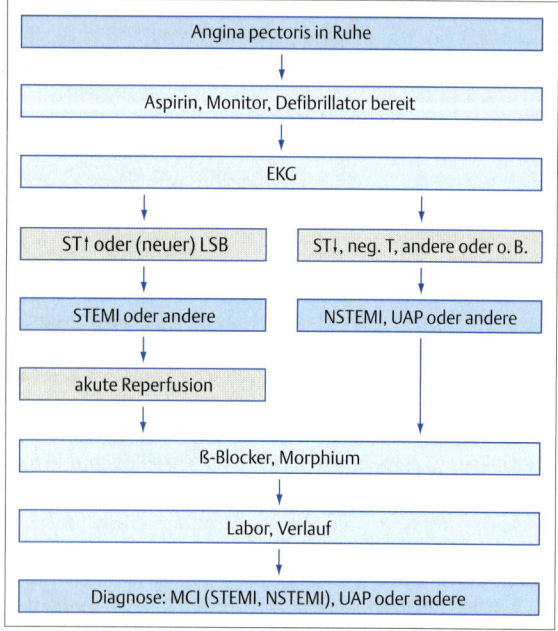

Abb. 5.**1**   Sofortmaßnahmen und Diagnose bei ACS.

- • allergisches Asthma, Allergie
- • Cocain
- Monitor: EKG; Blutdruck, SpO$_2$
- Nitroglycerin 1 – 2 Hübe sublingual; *nicht* wenn RR < 100 – 110
- Morphin: 2 mg i. v. Bolus oder 5 – 10 mg i. v. über 15 – 30 min; bei Schmerzen, Angst, Stress; senkt Sympathotonus
- O$_2$ 2 – 4 l/min, v. a. wenn SpO$_2$ < 90 %; Dauer ~ 6 h
- CCU/Herzüberwachung: außer evtl. CPR nicht mehr erwünscht

Vermeide
- i. m.-Injektionen solange Lyse eine Option
- Nifedipin sublingual: ist kontraindiziert, Effekt unbere-chenbar (Schock)
- Ringer-Lactat: enthält Calcium (Vasokonstriktor)
- Antiarrhythmika prophylaktisch oder allein wegen VES

Weitere Maßnahmen
- Monitor
- Bettruhe bis beschwerdefrei; nach 12 h: Querbettsitzen
- nüchtern: *keine* festen Speisen, aber Flüssigkeit schluck-weise ist erlaubt; bis akute Interventionen bzw. Kontrast-mittel hinreichend unwahrscheinlich

Definitionen
- akutes Koronarsyndrom (ACS)= akute koronare Ischämie = O_2-Defizit durch akute Flussbehinderung in einer Koro-nararterie
- Herzinfarkt (MCI)= ACS *mit* Labor-Nekrosemarkern ↑
- instabile Angina pectoris (UAP)= ACS *ohne* Nekrosemar-ker ↑
- Abgrenzung MCI gegen UAP ist oft erst im Verlauf mög-lich.

Differenzialdiagnose Angina pectoris:
- STEMI
- NSTEMI, UAP
- kein ACS, andere Diagnose

Klinik

Hinweise, Verdacht
Klinische Präsentation allein
- kann ACS weder beweisen noch ausschließen,
- unterscheidet MCI nicht scharf von UAP.

Abgrenzung oft erst im Verlauf:
- MCI
- UAP
- kein ACS

Typisch, klassisch, sehr verdächtig
- Schmerzcharakter: Druck, Enge, Beklemmung („AP", „Stenokardien"); u/o Brennen; oder unbekannte Qualität („schwer zu beschreiben", „keine Luft")
- Schmerzcharakter wie früherer MCI
- Lokalisation retrosternal u/o präkordial

→ behandle wie ACS, bis hinreichend ausgeschlossen

Möglich, verdächtig, aber weniger spezifisch
- Schmerzen anderswo im Thorax oder thoraxnah: Magengegend, Hals/Kieferwinkel, Arm
- Ausstrahlung in Arm rechts u/o links, Innenseite
- vegetative Symptome: kalter Schweiß, Angst
- Synkope
- „Atemnot" wenn gemeint: Beengung im Brustkorb
- oligo- oder asymptomatisch, v. a. im höheren Alter: Unwohlsein, desorientiert, Schwindel, Nausea/Erbrechen

- Typisch MCI: AP länger als 20–30 min
- Typisch UAP: AP kommt und geht, in Wellen, unabhängig von Belastung

Gegen ACS spricht
- Stechen, v. a. punktförmig umschrieben, dauert nur wenige Sekunden, v. a. derselbe Schmerz ist durch Druck auslösbar/verstärkbar
- konstanter, durchgehender Schmerz seit Tagen
- pleuritische Schmerzen

▦ **Diagnose**

- Arbeitsdiagnose und Akuttherapie müssen überwiegend mit Klinik und EKG allein entschieden werden. Das Labor kommt bei den meisten zu spät.
- definitive Diagnose häufig erst aus Verlaufsbeobachtung über 4–12 Stunden: Befinden, Labor, EKG.

Differenzialdiagnosen zu ACS v. a.

- Perikarditis, Lungenembolie
- Aortendissektion, Pneumothorax
- muskuloskeletal, Ösophagus, Panik, Asthma

Aortendissektion:
- ist DD zu ACS
- kann ACS auslösen
- bei Verdacht → CT, evtl. Echo

Kann hilfreich sein

- Vergleich mit früherem EKG
- Echo: Akinesie? Hinweis auf DD (Erguss, Dissektion, PE)?
- EKG-Verlauf; ideal: während und ohne Beschwerden

Wichtig für akute Therapie-Entscheidungen

- Zeit seit Symptombeginn (= Delay)
- EKG
- Vorgeschichte: bereits MCI? Zustand nach PCI/CABG? Apoplex, ICH?
- Lebenserwartung, erwartete Lebensqualität

EKG-Analyse

EKG bei MCI:
- kann normal sein
- neu oder alt?

STEMI
- signifikante ST-Hebung oder (neuer) LSB
- signifikante ST-Hebung = Amplitude Extremitäten $\geq 0,1$ mV, Brustwand $\geq 0,2$ mV und in ≥ 2 benachbarten Ableitungen

NSTEMI oder UAP oder kein ACS
- ST-Senkung
- negative T in V_2–V_6 oder diskordant zu QRS in Extremitäten
- auffällig hohe R in V_1–V_2 → Hinweis auf posterioren MCI
- ST-Hebung $\geq 0,1$ mV in Vr_4 → Hinweis auf MCI des rechten Ventrikels
- andere ACS-Hinweise, z. B. AVB, Schenkelblock

▨ Differenzialdiagnose STEMI
- Perikarditis
- „frühe Repolarisation", v. a. junge Männer
- früherer MCI, Narbe; Myokardaneurysma
- intrakranielle Blutung/Ischämie; Pankreatitis, Hypothyreose

▨ Tipps
- Für Arbeitsdiagnose und Akuttherapie nicht auf Labor warten!
- Normales EKG schließt ACS oder MCI nicht aus.
- Abnormes EKG allein beweist weder ACS noch MCI (alt?).
- Troponin kann bei MCI 4–8 h lang negativ bleiben; CK bis > 12 h.
- Falsch positives Troponin (ohne MCI) kommt vor bei Niereninsuffizienz, Artefakt, pulmonalem Hochdruck. Falsch positive Spiegel sind meist niedrig positiv.

ST-segment elevation myocardial infarction (STEMI)

▨ Fibrinolyse, Reperfusion

Heparin
- Bolus 60 E/kgKG i.v., max. 4.000 E
- dann 12 E/kgKG/h, max. 1.000 E/h, Dauer: 24 – 48 h
- aPTT-Ziel: Normalwert × 1,5 – 2, oder 50 – 70 s
- aPTT-Kontrolle: nach 4 – 6 h, dann alle 6 h
- Heparin ist optional bei Lyse mit Streptokinase

STEMI → rasche Reperfusion anstreben, nicht auf Labor warten!

Lyse oder primäre PCI (Tab. 5.**2**)?
- folge evtl. lokalen Richtlinien
- frühzeitige Kontaktaufnahme mit Erfahrenem oder Herzkatheterlabor

▨ Fibrinolysetherapie sinnvoll?

Vor Lyse: individuelle Nutzen-Risiko-Abwägung

Lyse-Nutzen zu erwarten, wenn
- anhaltende Schmerzen >20 min + im Zeitfenster (<6 h, <12 h?) + EKG (STEMI-Kriterien)
- erwarteter Nutzen ist besonders hoch bzw. größer:
  - je früher
  - Vorderwand (und lateral) vs. inferior/posterior
  - ausgedehnter Infarkt

Kontraindikationen

Absolute Lyse-Kontraindikationen
- früheres ICH, definitiv oder möglich
- ischämischer Apoplex in letzten 6 Monaten

Tabelle 5.2   Argumente zur Abwägung zwischen Fibrinolyse und PCI

Argumente pro und kontra	Lyse	PCI
Delay < 1 – 2 h (prähospital)	+ +	+
Delay > 3 h	+	+ +
Delay 6 – 12 h	(+)	(+)
Delay > 12 h, Zweifel an STEMI	–	(–)
Delay > 12 h, beschwerdefrei, stabil	–	–
Zweifel an akutem STEMI/MCI	–	(+)
Schock, Lungenödem	(+)	+ +
KI gegen Lyse, hohes Blutungsrisiko	–	+
Alter über 75	(+)	+
Verdacht Stent-Thrombose	–	+ +
Gefäßzugang problematisch	+	–
instabil (Rhythmus, Ischämie)	(+)	+ +
Kontrastmittelallergie, Niereninsuffizienz	+	(–)
Lyse-Versager	–	+ +

+ + stark, + pro, (+) schwach pro, – kontra, (–) schwach kontra

- ZNS-Schädigung, -Tumor oder Gefäßmissbildung
- bedeutsames SHT oder ZNS-OP in letzten 3 Wochen
- aktuell neue neurologische Symptome
- gastrointestinale Blutung im letzten Monat
- bekannte Bluterkrankheit
- Aortendissektion oder -ruptur, auch Verdacht
- bekannte Allergie gegen Lytikum

Relative Lyse-Kontraindikationen
- refraktärer Bluthochdruck: systolisch > 180 mm Hg, diastolisch > 110 mm Hg, oder bekannt schwer zu kontrollieren
- TIA in den letzten 6 Monaten
- Punktionen, die nicht komprimiert werden können
- größere Operationen in letzten 3 Wochen
- florides gastrointestinales Ulkus

- innere Blutung in den letzten 2 – 4 Wochen
- traumatische oder prolongierte Reanimation
- fortgeschrittene Lebererkrankung
- infektiöse Endokarditis
- orale Antikoagulation
- Schwangerschaft, oder erste Woche nach Geburt
- Demenz

Keine Lyse-Kontraindikationen
- Menstruation
- diabetische (proliferative) Retinopathie

Welche Lyse (Tab. 5.**3**)?
- wichtig *dass*, weniger wichtig *was* – folge evtl. lokalen Richtlinien
- Delay > 4 h: Streptokinase möglicherweise schwächer

Indikatoren für Lyse-Erfolg
- Symptome rückläufig, v. a. Schmerzen
- stabil: Rhythmus, Pumpleistung
- ST-Hebung rückläufig: minus 50 % nach 60 – 90 min

Tabelle 5.**3**   Fibrinolytika, Dosierung, Verabreichung

Tenecteplase	Körpergewicht	ein Bolus à
	• < 60	• 6.000 U
	• 60 – < 70	• 7.000 U
	• 70 – < 80	• 8.000 U
	• 80 – < 90	• 9.000 U
	• ≥ 90	• 10.000 U
rtPA = Alteplase	• 15 mg in 2 min	
	• 0,75 mg/kgKG (max. 50 mg) über 30 min	
	• 0,50 mg/kgKG (max. 35 mg) über 60 min	
rPA = Reteplase	2 × 10 E Bolus, Abstand 30 min	
Streptokinase	1,5 Mio E über 1 h	

rPA   rekombinanter Plasminogenaktivator
rtPA rekombinanter Gewebsplasminogenaktivator

▨ **Weitere Therapie-Optionen**

Zusätzlich zu ($\rightarrow$) ACS-Sofortmaßnahmen und evtl. Reperfusion:

- Nitroglycerin: bei anhaltenden Schmerzen, hohem Blutdruck oder Lungenödem; bevorzugt: kont. i. v. 2 – 3 ml/h, Konzentration 10 mg in 50 ml; alternativ Hübe à 0,4 mg s.l. alle 5 min

> ▨ *Kein* Nitroglycerin wenn: keine Schmerzen; RR < 100 mm Hg; neue Kopfschmerzen; Viagra (24 h), Tadalafil (48 h)

- Clopidogrel (Plavix): alternativ bei Aspirin-Unverträglichkeit; zusätzlich zu Aspirin bei geplantem Stent; rasche Aufsättigung mit 300 mg (= 4 Tabletten à 75 mg), dann 75 mg/Tag
- ACE-Hemmer p. o., *nicht* i. v., Start in ersten 24 h; kurz wirksame Substanz, z. B. Enalapril 2,5 mg: v. a. bei Herzinsuffizienz, Vorderwand-MCI, LVEF < 0,4; Nutzen und Dringlichkeit sind kleiner als für β-Blocker

> ▨ *Kein* ACE-Hemmer bei: Niereninsuffizienz, RR < 100, Unverträglichkeit/Angioödem

- intensivierte BZ-Kontrolle durch Insulin kont. i. v. für 24 – 48 h; v. a. bei kompliziertem Verlauf; BZ-Ziel 80 – 140 mg/dl; bisherige orale Antidiabetika können weiter verabreicht werden
- CCB, z. B. Verapamil (alt. Diltazem): wenn β-Blocker kontraindiziert oder unwirksam – bei anhaltender AP oder tachykardem VHFli

> ▨ *Keine* CCB bei: Herzinsuffizienz, LVEF < 0,4 oder AVB

Besser *nicht*

- Magnesium routinemäßig
- Glykoprotein-IIb/IIIa-Inhibitoren, Abciximab (reserviert für Herzkatheterlabor)

- niedermolekulare Heparine: Nutzen/Risiko unsicher bei Lyse, problematische Neutralisierung bei PCI

▓ Untersuchungen im Verlauf
- Labor: alle 6 h bis CK-Maximum, dann alle 12 h: CK, CK-MB, Troponin, BB, BZ, Na, K; 1 × täglich: GOT, LDH, CRP, Creatinin
- EKG: 1 × täglich; sofort bei neuen Beschwerden/Symptomen
- Echo: bei neuen Beschwerden/Symptomen
- Blutdruck; Blutfette

Non-ST-segment elevation myocardial infarction (NSTEMI) und instabile Angina pectoris (UAP)

$^2/_3$ aller ACS sind NSTEMI oder UAP

▓ Diagnose
- erfordert meist Verlaufsbeobachtung: Beschwerden, EKG, Labor
- ACS ist sehr wahrscheinlich wenn: typische Beschwerden *und* Troponin steigt u/o EKG-Dynamik

Klassifikation
Ziel der Evaluierung ist die möglichst sichere Einschätzung als:
- NSTEMI = MCI: Troponin steigt im Verlauf
- UAP = instabile Angina pectoris: ACS, aber Troponin steigt nicht
- andere spezifische Diagnose
- ACS sehr unwahrscheinlich: Entlassung sehr sicher

Entscheidungshilfen
- Einschätzung des 30-Tage-Risikos für Tod/MCI
- Verlaufsbeobachtung über mindestens 8 – 12 h:
  - Beschwerden
  - EKG am Monitor

- Troponin und CK: mindestens eine Kontrolle 8 – 12 h nach Symptombeginn
- EKG: 12 Ableitungen; Wiederholung sofort bei Beschwerde-Änderung
- Bei hohem klinischem Verdacht: EKG und Troponin kurzfristig wiederholen: nach 1 – 2 h

Therapie bei NSTEMI

- wie bei allen (→) ACS, d. h. Aspirin, β-Blocker p. o.
- niedermolekulares Heparin, z. B. Enoxaparin 1 mg/kgKG s. c. 2 × tgl.: leichte Vorteile gegenüber unfraktioniertem Heparin
- unfraktioniertes Heparin (wie bei STEMI) bevorzugt bei: Niereninsuffizienz und wenn Bypass-OP in 24 h wahrscheinlich
- Nitroglycerin i. v. solange Schmerzen; wechsle auf p. o. oder transdermal, sobald stabil; evtl. Nicorandil
- β-Blocker p. o.; i. v. bei hohem Risiko; beachte Kontraindikationen; Ziel HF 50 – 60/min
- Lyse: bei NSTEMI *kein* Nutzen zu erwarten

Anders als bei STEMI

Vorgehen divergiert, beachte evtl. lokale Richtlinien und Verfügbarkeit

- Clopidogrel 300 mg p. o.; zusätzlich zu Aspirin nützlich v. a. wenn: baldige PCI geplant, v. a. mit Stent, bei hohem Risiko

Kein Clopidogrel wenn: Blutungsrisiko hoch, 5 – 7 Tage vor CABG

- Glykoprotein-IIb/IIIa-Inhibitoren sind ohne PCI umstritten, vor allem zusätzlich zu ASS + Clopidogrel; nur im Herzkatheterlabor
- baldigen Herzkatheter anstreben wenn hohes Risiko

Risiko-Marker (Tod, MCI):
- Schmerz weiter oder wieder
- ST-Senkung
- ST-Dynamik
- Troponin erhöht oder Anstieg
- hohes Alter
- früherer MCI, PCI, CABG
- DM, Niereninsuffizienz
- Herzinsuffizienz, LVEF $< 0,4$
- instabil, VT

▦ Entlassung
- Entlassung sehr sicher, wenn: Über 6–12 h beschwerdefrei + Troponin bleibt normal + EKG bleibt unverändert + keine schwerwiegende alternative Diagnose
- Entscheidungshilfen bei weniger klaren Fällen:
  - Verlängerung der Beobachtung/Verlaufskontrollen
  - Ergometrie; Koronar-CT
  - Stress-Echo
  - Myokardszintigraphie
  - CAG
  - Entscheidung individuell, beachte lokale Richtlinien, berate mit Erfahrenem u/o Kardiologen

Rechtsherz-Myokardinfarkt

▦ Diagnose
- Kussmaul-Zeichen = paradoxe inspiratorische Zunahme der Halsvenenstauung
- besondere Instabilität durch Vorlast ↓ und Hypovolämie
- ST-Hebung in V_{r4}
- Echo: Akinesie der freien RV-Wand, Apex-Basis-Verkürzung ↓

▦ Therapie – Besonderheiten
- Vorlast optimieren: NaCl 0,9 % i. v., Ziel ZVD 14(-20)
- frühe Reperfusion anstreben
- *vermeide*: Nitroglycerin, Hypovolämie

True-posterior-MCI

▦ Diagnose

- EKG: STEMI-Spiegelbild V_2 und V_4 (ST-Senkung) u/o R $\uparrow$ V_{1-2} statt Q

▦ Therapie – Besonderheit

- Lyse-Nutzen ist unscharf undefiniert; neuerdings empfohlen

Komplikationen bei ACS

▦ Rhythmusstörungen

- KFli: Reanimation: Defibrillator 200 J; Amiodaron 300 mg i. v.; erwäge Mg, überprüfe K, BGA

- ▬ *Kein* Nutzen: prophylaktisch Lidocain

- polymorphe VT: Defibrillator 200 J, Mg 1 – 2 g i. v.; Kalium Ziel 4 mmol/l; minimiere koronare Ischämie (β-Blocker, PCI, IABP); vermeide Bradykardie (evtl. passageren Schrittmacher)
- instabile monomorphe VT: bewusstlos, Hypotension, AP oder Linksinsuffizienz: Defibrillator 100 J, synchronisiert, in Kurznarkose
- stabile monomorphe VT: keine Hypotension, AP oder Linksinsuffizienz: Amiodaron 300 mg i. v. über 10 min, evtl. wiederholen, evtl. Defibrillator 50 – 100 J
- andere ventrikuläre Rhythmusstörungen (VES, Salven, nicht anhaltende VT, idioventrikuläre Rhythmen): *keine* Indikation für Antiarrhythmika
- VHFli instabil: elektrische Kardioversion (200 J, sync.), Amiodaron 150 – 300 mg i. v.
- VHFli, tachykard, stabil: Frequenzkontrolle mit β-Blocker i. v. (alt. Verapamil); evtl. kombiniert mit Digitalis i. v. (z. B. Digitoxin 2 Ampullen à 0,25 mg, v. a. bei Herzinsuffizienz); evtl. elektrische Kardioversion

- VHFla: wie VHFli, für Kardioversion reichen meist 50 J
- paroxysmale supraventrikuläre Reentry-Tachykardie: Karotissinus-Massage; Adenosin 6 mg i. v., evtl. Eskalation mit 12 mg, 18 mg; Metoprolol 2,5 – 5 mg i. v. alle 2 – 5 min, max. Gesamtdosis 15 mg in 10 – 15 min; evtl. Digitalis i. v. (z. B. Digitoxin 2 Ampullen à 0,25 mg)
- Bradykardie gegen 40/min: EKG; Atropin 1 mg i. v., wiederhole mit 2 mg, Herzschrittmacher wenn refraktär

Atropin:
- unwirksam bei AVB °III
- riskant bei AVB °II Mobitz-Typ 2

▧ Hypotension oder Schock

- Hypotension 70 – 100 mm Hg, ohne Schock: Echo (LVEF, mechanische Komplikation?); Volumen-Bolus (NaCl 500 ml), *nicht* wenn pulmonale Kongestion; erwäge Dobutamin ± Dopamin, Levosimendan; erwäge arterielle Kanüle
- *keine* β-Blocker und *keine* CCB solange instabil
- Schock: siehe Kapitel (→) Schock und (→) Kardiogener Schock

▧ Weitere Komplikationen

- Lungenödem: O_2, Morphin 2 – 4 mg i. v. oder 5 – 10 mg i. v. über 30 min; Furosemid 40 – 80 mg i. v.; Nitro i. v. wenn RR > 100; Echo; erwäge: Dobutamin ± Dopamin, Intubation, PCI, PAC, IABP
- Ruptur (Ventrikel, Papillarmuskel): → Herzchirurgie
- Herztamponade: evtl. Perikardpunktion (Verzweiflungsmaßnahme), Not-OP; Stop aller Antikoagulanzien
- Herzwand-Aneurysma: OP wenn instabil (Rhythmus, Pumpleistung)
- Reinfarkt: möglichst PCI (oder evtl. 2. Lyse)

5.2 Aortendissektion

▨ Klinik

- klassisch: intensiver Schmerz („wie Zerreißen"), Beginn abrupt: sofort in voller Intensität (wie Schalter)
- sehr verdächtig: Thoraxschmerz + (neues) neurologisches Defizit; Schmerz sehr intensiv: Morphin 10–20 mg bessert oft *nicht*
- evtl. Synkope, MCI, Schock
- evtl. zweizeitig: 1. Thorax, 2. gefolgt von Kreuzschmerzen
- evtl. (rasch) beschwerdefrei, schmerzfrei (!)
- evtl. Aortenklappeninsuffizienz: Diastolikum oder Systolikum, große RR-Amplitude
- evtl. RR-Differenz > 20 mm Hg Arm re-li oder Arme-Beine
- Prädisposition: Marfan-Syndrom, Hypertonie, bikuspidale Aortenklappen, Raucher, rezente Angiographie/Herzkatheter oder Aorten-(Klappen)-OP

> *Risiko*: Tod durch Ruptur, Herztamponade, MCI, Schock; Verschluss abzweigender Arterien (koronar: MCI; spinal: Querschnitt; Halsgefäße: Apoplex; mesenterial; Nieren)

▨ Sofortmaßnahmen

- Bewegungen minimieren („minimal handling")
- i.v. Zugang, Blutabnahme (CK, CK-MB, Troponin, D-Dimer, BB, Gerinnung; Crea, Na, K, BZ; LDH; Blutgruppe), Harn

Verdacht schnellstmöglich verifizieren

- Chirurgie/Anästhesie *frühzeitig* benachrichtigen: OP/ Hände frei?
- CT Thorax *und* Abdomen: *akutester Notfall*:
  - a) bei mehr als minimalem Verdacht
  - b) vor jeder OP
- alternativ zu CT in Einzelfällen: MRT, Angiographie

Wen zum CT?

Klassische Präsentation oder mehr als minimaler Verdacht:
- *keine Zeit verlieren:*

> *Risiko* Ruptur/Herztamponade: außerhalb Herz-OP zu ~100 % tödlich

- Ultraschall, evtl. TEE: Dissekat (Ao. aszendens, Bogen von supraklavikulär, Ao. abdominalis, Karotiden, Aa. subclaviae); Aortenklappeninsuffizienz; Erguss Perikard, Pleura; Aszites?
- erwäge Thx-Rö: evtl. Entscheidungshilfe vor CT; evtl. DD

Tipps
- „beginnende Dissektion": Sehr kleiner Intima-Einriss kann Nachweis entgehen: wiederhole CT/Angio in 2 – 4 h
- D-Dimer niedrig → kein oder beginnendes Dissekat
- Auch andere Arterien können dissezieren, nicht nur die Aorta.

Therapie
- Sympathikotonus senken, Schmerztherapie: Morphin 10 mg über 30 min i. v., evtl. Wiederholung, evtl. + Diazepam 10 mg i. v.
- RR niedrig halten: systolisch ~ 100 – 120; Urapidil (Boli à 12,5 – 25 mg, dann kont. i. v.), oder Nitroglycerin kont. i. v.; oder Labetalol 12,5 mg langsam i. v., evtl. Widerholung nach 10 min
- erwäge Antiemetikum (Metoclopramid 10 mg i. v./s. c.)
- OP wenn operabel und
  a) Dissektion proximal (Stanford-Typ A) *oder*
  b) Dissektion nur distal des Aortenbogens (Stanford-Typ B) und arterielle Ischämie/Infarzierung
- konservativ = keine OP: bei nur distaler Dissektion (Stanford-Typ B) solange keine Ischämie, denn Mortalität mit und ohne OP gleich: ~ 50 %; RR- und Schmerz-Therapie optimieren; ICU

- *vermeide:* Lyse, Gerinnungs- und Plättchenhemmer; Stress

5.3 Perikarditis

▦ Klinik

- 3 verschiedene Präsentationen möglich, ~ gleich häufig:
    a) pleuritische Schmerzen (atemabhängig)
    b) Schmerzen wie MCI (AP)
    c) keine Schmerzen
- Entzündungszeichen können fehlen (Fieber, Malaise)
- typisch Perikarditis: Schmerzen im Sitzen besser als im Liegen
- wichtige DD: ACS/MCI, PE, GERD, muskuloskeletal

▦ Untersuchungen

Pleurareiben
- fehlt oft, flüchtig, muss man suchen: Inspiration, Expiration, sitzend vornüber gebeugt, Rücken- und Seitenlage

EKG
- ST-Hebung: Perikarditis umso wahrscheinlicher, je mehr Ableitungen
- PQ-Senkung in Ableitung mit ST-Hebung
- QRS-Amplituden ↓ : selten; selten auch bei Erguss
- evtl. Arrhythmie, evtl. normal

EKG-Differenzialdiagnose
- MCI, frühe Repolarisation: sichere Abgrenzung oft erst im Verlauf
- für MCI und gegen Perikarditis sprechen: Q, ST-Hebung zugleich mit neg. T
- für frühe Repolarisation sprechen: keine ST-Hebung in Extremitäten-Ableitung, keine PQ-Senkung, ST-:T-Amplitude in $V_6 < 0{,}25$

Echo
- Erguss kann fehlen
- Kontrolle bei Erguss, Verschlechterung

Labor
- selten informativ;
- BSG, CRP, BB, BZ, CK, CK-MB, Troponin (leicht ↑ bei bis 50%, ändert Prognose nicht)

Thx-Rö
- für eventuelle Differenzialdiagnose

▦ Ursachen
- infektiös (va. viral; seltener: bakteriell, Tbc, Pilz, Parasit)
- maligne
- Kollagenose, autoimmun
- Urämie
- nach MCI (Dressler-Syndrom), Herz-OP, Bestrahlung, Trauma
- toxisch, medikamentös (Hydralazin, Methyldopa ua.)

▦ Komplikationen
- selten schwer: Erguss (→ Herztamponade), Arrhythmie, Myokarditis

▦ Therapie
- überwiegend supportiv; Bettruhe
- evtl. behandelbare Ursache
- NSAR umstritten, aber üblich, z.B. Aspirin 2 – 6 g/Tag p.o.; oder Ibuprofen 300 – 800 mg alle 4 – 6 h p.o. – *nicht* bei MCI

5.4 Pleuritis

▦ Klinik
- selten akut bedrohlich
- pleuritische Schmerzen (verstärkt durch Atmen)

- gelegentlich: umschriebener Schmerz durch Drücken
- häufig *kein* Pleuraerguss (Pleuritis sicca)

▦ Differenzialdiagnose
- Pulmonalembolie (peripher), Perikarditis, periphere Pneumonie
- Pneumothorax
- muskuloskeletal
- Pankreatitis

▦ Ursachen
- infektiös (v. a. viral, inklusive Pleurodynie; bakteriell, Tbc, Parasiten)
- autoimmun, Kollagenose, familiäres Mittelmeerfieber
- Urämie
- Bestrahlung
- Medikamente
- maligne

▦ Untersuchungen
- Thx-Rö: Erguss, Infiltrat, Rippenfraktur?
- Sono der Pleura (Infiltrat, Erguss?) und evtl. der Rippen
- Labor: BB, CRP, BSG
- evtl. Abklärung nach Ursachen

5.5 Ösophagus-Ruptur

▦ Ursachen
- direktes Trauma oder spontan (Boerhaave-Syndrom): Erbrechen, Verätzung, Infektion, Ösophagitis

▦ Klinik
- Intensive Schmerzen, typisch nach üppigster Mahlzeit und Erbrechen
- evtl. Hautemphysem
- evtl. Schock

▦ Untersuchungen
- Ösophagus-Rö mit KM-Schluck (*nicht* Barium sondern wasserlösliches KM)
- CT Thorax: nützlich auch für DD
- Thx-Rö: evtl. Mediastinal-Emphysem, Pleuraerguss, oder Pneumothorax
- *vermeide*: Endoskopie (kann verschlechtern)

▦ Therapie
- O_2, i.v. Zugang, NaCl, Morphin 5 – 10 mg i.v., Cefuroxim 1,5 mg i.v.
- kontaktiere Thoraxchirurg

6   Atembeschwerden, Lunge

6.1   Atemnot

▦   Bedrohlich: Leitbefunde

- Lungenembolie: HV-Stauung, Hypotension
- Lungenödem: Distanzrasseln, feuchte Rasselgeräusche
- Pneumothorax: Seitenunterschied
- Pneumonie: feuchte Rasselgeräusche, Entzündungszeichen
- Asthma, COPD: Obstruktion
- Anaphylaxie: Obstruktion perakut
- Larynx-Obstruktion: inspiratorischer Stridor
- Blutung: Husten mit tiefrotem Schaum, Koagel
- ALI/ARDS: Schockzeichen

▦   Sofortmaßnahmen

- O_2: 2 l/min, Ziel $SpO_2 \geq 92\%$ (weniger bei schwerer COPD)
- Stress minimieren, Lagerung nach Komfort des Patienten
- Pulsoxymeter
- Einschätzung: systematisch und zügig

▦   Atemnot systematisch evaluieren

1. Vitalparameter: Bewusstsein, Atemwege, Spontanatmung, Puls
2. Schweregrad der Atemnot
3. Atemmuster
4. Anamnese
5. Hören, Auskultation
6. Perkussion, Fremitus
7. Halsvenen, Temperatur
8. Pulsoxymeter, BGA
9. Zusatzuntersuchungen

▦ **Schweregrad einschätzen**

Atemfrequenz messen 20 s lang:
- normal 10 – 15/min
- schwer ≥ 25/min

„Hyperventilation" nicht unterschätzen!
- – gefährliche Ursache?
- – wirklich „nur Angst"?

Schwere Atemnot
- Distress
- AF > 25/min, HF > 110/min
- aufrecht/Orthopnoe; Atemhilfsmuskulatur
- Satz in einem Zug nicht möglich

Akute Lebensgefahr

Schnappatmung = sterbend

- Erschöpfung: Patient wird „ruhiger"
- Bewusstseinstrübung
- Bradykardie
- Hypotension
- paradoxe thorakoabdominale Atmung
- Stridor
- Abhusten von Koageln

▦ **Atemmuster, Status**

Obstruktiv
- Giemen, Pfeifen (=„trockene RG" = „spastische RG")
- Expiration behindert, verlängert, forciert
- Lippenschürze (= pursing; Auto-PEEP)
- Einziehungen (interkostal, jugulär, supraklavikulär) in Inspiration, Blähen in Expiration

- Differenzialdiagnose:
  - Asthma, Anaphylaxie, COPD, Linksherzinsuffizienz (interstitielles Lungenödem, „Asthma cardiale": v.a. bei COPD → „Asthma mixtum");
  - Tracheomalazie
- Differenzialdiagnose einseitige Obstruktion: Fremdkörper, Tumor, Stenose

Kussmaul-Atmung
- auffällig tiefe Atemzüge: typisch Azidose

Cheyne-Stokes-Atmung
- zyklische Zu- und Abnahme von Atemfrequenz und -tiefe: typisch für Hirnstamm-Dysfunktion (Atemzentren)

HV-Stau
- Lungenembolie, Spannungspneumothorax
- Rechtsherzinsuffizienz, pulmonale Hypertension, COPD
- Hämoptoe: Infektion (Tbc!), Tumor, Vaskulitis, und andere

Fieber
- Bronchitis, Pneumonie
- seltener: Vaskulitis, PE

Seitenunterschied
- sichtbar, Perkussion, Fremitus, Auskultation: größerer Pneumothorax, Erguss oder Konsolidierung

Anamnese
- erstmals oder schon bekannt?
- Vorerkrankungen: MCI, Herzinsuffizienz; VTE; Malignom; Asthma, COPD, interstitielle Lungenerkrankung, pulmonale Hypertension; Allergie; Apoplex, Schluckstörung; OP
- plötzlicher Beginn: PE, Pneumothorax, Aspiration
- nachts mehr: Herzinsuffizienz, Asthma bronchiale

- Nykturie: Herzinsuffizienz
- Oberkörper hoch bessert (= Orthopnoe): Linksherzinsuffizienz; Lähmung des N. phrenicus
- Schlafen im Sitzen: Linksherzinsuffizienz
- besser im Liegen als im Sitzen (= Platypnoe): intrapulmonale Shunts (arteriovenöse Malformationen: Osler-Syndrom, Zirrhose), Hypovolämie, neurologische Erkrankungen
- besser in Seiten- als Rückenlage (= Trepopnoe): Herzinsuffizienz, einseitiger Pleuraerguss
- Husten: bei *allen* Atemnotursachen möglich
- Kollaps/Synkope: PE, ACS/MCI, Rhythmusstörung, pulmonale Hypertension
- Thoraxschmerzen: ACS/MCI; PE; Dissektion

▥ Zusatzuntersuchungen
- EKG: Frequenz, Ischämiehinweise?
- Thx-Rö: Pneumothorax, Infiltrat, Raumforderung, Erguss, interstitielle Veränderung; Herzgröße
- Labor: CRP, D-Dimer; CK, CK-MB, Troponin; Crea; Gerinnung, BB; LDH; BZ, Na, Cl, K; evtl. BNP
- evtl. CT, Spirometrie, Bronchoskopie, Szintigraphie

6.2 Respiratorische Insuffizienz

▥ Definition
- (drohendes) Atemversagen

▥ Ursachen
Wie bei (→) Atemnot, besonders wichtig noch:
- Schocklunge: ALI/ARDS, Sepsis; Intoxikation, Verbrennung, Trauma, Pankreatitis
- Störung der zentralen Atemregulation: Intoxikation, v.a. Alkohol, Opiate, Sedativa; Enzephalitis, Poliomyelitis, Guillain-Barré-Syndrom
- neuromuskulär: Myositis, Myasthenia gravis

▥ Sofortmaßnahmen

- O$_2$, Pulsoxymeter, Monitor
- Atemwege frei? HWS-Verletzung?
- erwäge Atemhilfe: Beutel, Intubation
- i. v. Zugang, BGA (CO$_2$?), evtl. Lactat
- frühzeitig Erfahrenen beiziehen

▥ Atemwege frei halten

1. HWS (potenziell) instabil?

- Sturz? Verletzungszeichen an Kopf, Hals?
- erwäge Hals zu stabilisieren, schienen
- minimiere Bewegung/Manipulation des Halses

2. Atemwege frei?

- Inspektion (± Spatel): Zunge, Zähne, Zahnprothese, Fremdkörper, Erbrochenes
- Finger „Sweep": bei Bewusstlosen mit sichtbarem Fremdkörper; Beißblock schützt den Finger
- Stridor? Auskultation mit Stethoskop: Hals, Trachea

3. Hindernisse beseitigbar?

- Zunge: Kinn heben, Esmarch-Handgriff; oropharyngealer (Guedel) oder nasopharyngealer Tubus (Wendl)
- Magill-Zange, Bronchoskop

▥ Atemhilfe

> Oxygenierung hat oberste Priorität. Hypoxie kann schwere, bleibende Schäden verursachen.

- Oberkörper hoch
- Atembeutel: möglichst mit O$_2$-Reservoir, möglichst zwei Helfer

▪ *Risiken*: Magenblähung, Erbrechen, Aspiration

- nichtinvasive Beatmung (= NIV: CPAP, PPV; Helm oder dichte Maske): *nicht* bei Bewusstseinstrübung, *nicht* bei MCI; Chancen: Oxygenierung bessern, Intubation *vermeiden*

■ *Risiken*: Aspiration, Erschöpfung

- Intubationsmaterial bereitstellen

Intubation – wen, wann?
- gute Entscheidung (Intubation, Alternativen) und Technik erfordern Erfahrung, Wissen und Training → möglichst früh beiziehen: Erfahrenen, Intensivmediziner oder Anästhesisten
- Intubationsmaterial frühzeitig bereitlegen
- Alternativen bereitstellen für schwierigen Atemweg oder Fehlschlagen der Intubation: Kombitubus (oder Larynxmaske = LMA, Intubations-LMA), Koniotomie-Set, evtl. Bronchoskop, HNO/Chirurg

Unverzügliche Intubation, wenn
- Schnappatmung, Atemstillstand
- Kreislaufstillstand: nach 1. Defibrillation bzw. nach 3 min CPR
- *nicht* wenn: Problem rasch beseitigbar

Intubationskriterien beurteilen
- klinische Einschätzung entscheidet; BGA liefert wenig zusätzliche Information:
- Atemwege verlegt oder gefährdet: Stridor, Verletzung/ Hämatom/Abszess nahe Atemwegen, Hautemphysem, kein spontanes Schlucken, kein Husten, tiefes Koma (keine Reaktion auf Schmerzreiz); *problematische* Kriterien: Würgreflex, Spontanatmung
- Oxygenierung oder die Ventilation (CO_2) versagt: Bewusstsein, Erschöpfung, SpO_2 anhaltend kritisch ($< 90\%$)

- erwarteter klinischer Verlauf: keine rasch reversible Ursache (Arrhythmie, Vergiftung mit Opiat oder Benzodiazepin); Verschlechterung wahrscheinlich (Anatomie: Hämatom, Abszess, Verätzung, Verbrennung; Patient: Polytrauma, Sepsis); OP, Narkose oder Sedierung abzusehen

Besser geordnete Intubation in sicherer Umgebung als evtl. Crash-Intubation während Transport oder CT.

Intubationstechnik
Siehe (→) Kap. 20 Techniken

Respirator (Tab. 6.1)
- frühzeitig Erfahrenen/Intensivmediziner beiziehen

Drucke umrechnen:
1 mm Hg = 1,36 cmH$_2$O
1 mm Hg = 0,133 kPa

Kontrolle
- Tubus-Lage
- Pulsoxy
- arterielle BGA

Tabelle 6.1   Einstellungen Respirator

Einstellung	Standard	Status asthmaticus	
Atemzugsvolumen	7(−10)	6−8	ml/kg
Atemfrequenz	12−15	10	/min
Inspiration : Expiration	1 : 2	1 : 3(−4)	
PEEP	5	0(−5)	cmH$_2$O
FiO$_2$	100	100	%
Druck maximal	30	30	cmH$_2$O

- Cuff-Druck (Tubus): Ziel ~ 25 mm Hg
- Trachea absaugen, evtl. Sekret → Kultur
- Thx-Rö: Tubuslage

Optionen bei anhaltender Hypoxämie (SaO$_2$ < 90 %):
- überprüfe Tubuslage
- FiO$_2$ 100 %
- PEEP steigern, bis 15 – 20 cmH$_2$O (*Risiko:* RR ↓)
- Inspirationszeit verlängern, d. h. I:E erhöhen
- absaugen (Trachea, Magen – v. a. nach CPR/Beutel)
- Oberkörper höher lagern
- tief sedieren, evtl. Relaxation; → Hypotension → Catecholamine

6.3 Inspiratorischer Stridor

▨ Definition
- hochfrequente, hörbare Obstruktion von Larynx, Glottis oder Trachea, v. a. inspiratorisch
- Differenzialdiagnose: Stöhnen, Seufzen sind *kein* Stridor

▨ Ursachen
- Angioödem: v. a. NSAR, ACE-Hemmer, ARB; seltener: C1-Esteraseinhibitor-Mangel
- Infektion: Krupp, Epiglottitis, Tracheitis, Abszess, Diphtherie
- Fremdkörper, Tumor, Hämatom
- Trauma, Inhalationstrauma/Verbrennung, Verätzung
- Dyskinesie, Spasmen (Neuroleptika, Strychnin)

▨ Sofortmaßnahmen
- frühzeitig Erfahrenen u/o HNO-Facharzt beiziehen
- O$_2$
- Fremdkörper entfernbar?
- erwäge frühe Intubation (solange noch günstige Anatomie)
- Anaphylaxie: Adrenalin 0,5 mg i. m., Adrenalin inhalativ

- Steroid meist sinnvoll, z. B. Prednisolon 250 mg i. v.
- Krupp: Steroid mit Nebulisator, erwäge Adrenalin-Nebulisator
- Epiglottitis: O_2, Adrenalin-Nebulisator; alarmiere erfahrenen Anästhesisten und HNO; weitere Schritte möglichst nur durch/mit Spezialisten (i. v. Zugang, Cefotaxim, evtl. Intubation)

▧ Notfall-Krikothyreotomie (Luftröhrenschnitt)
- zwischen Schild- und Ringknorpel (unter Adamsapfel), z. B. mit Punktionsset (QuickTrach), Nadel (Jet-Ventilation), oder Skalpell
- Indikation: obere Atemwege kritisch verlegt *und* Intubation unmöglich/fehlgeschlagen

6.4 Lungenödem

▧ Typische Auslöser
- Vorhofflimmern
- Ischämie
- Bluthochdruck

▧ Klinik
- heftigste Atemnot: AF ↑ , Orthopnoe, Distress, HF ↑
- Distanzrasseln
- extrem: Schaum bis in und aus Mund (milchig, blutig)
- Giemen (obstruktives Bild!) ohne Rasseln: interstitielles Ödem, v. a. und typisch bei COPD

Viel Schleim + Abhusten beeinträchtig: absaugen

▧ Differenzialdiagnose
- selten: Lungenfibrose; maligne Lymphangiose; pulmonale alveoläre Proteinose (PAP)

Ursachen

- Herzerkrankung: ACS/MCI, CMP (dilatativ, hypertroph, obstruktiv); Perikard-Konstriktion/-Restriktion; Vitium (dekompensiert oder akut, z.B. Papillarmuskelabriss), VSD; langdauernde Tachykardie; sehr selten: Myxom
- Hypervolämie, Nierenversagen
- Höhen-Lungenödem: sofortiger Abstieg, evtl. β-Mimetika inhalativ
- cholinerge Vergiftung (Nervengifte, Insektizide, Pestizide)
- selten: Opiat-Vergiftung
- Irritanzien, toxische Gase: erwäge Steroid inhalalativ
- ARDS (Schocklunge): (→) Schock, Kap. 2; (→) Sepsis, Kap. 7
- Unterdruck durch Obstruktion der proximalen Atemwege, z.B. durch Zunge nach Extubation

Leicht zu übersehen, nicht daran gedacht

- AV-Shunts (hyperdynames Herzversagen), z.B. nach Punktion für Angiographie/CAG
- vasogen: TRALI, Leck-Syndrom (capillary leak syndrome)
- neurogen: intrakranielle Blutung, Hirndruck
- Hypoproteinämie (nephrotisch, Leberversagen, Pankreatitis)
- Mitralstenose-Dekompensation in der Schwangerschaft
- Nierenarterienstenose
- Thiamin-Mangel (Beriberi; typisch: Laktazidose)
- Hypo- und Hyperthyreose

Sofortmaßnahmen

- O_2 mit maximaler Rate (~ 10 l/min); mit Reservoir: 2 l/min
- i.v. Zugang, Labor: CK, CK-MB, Troponin; BB; Crea; KOD, Protein
- Monitor, Pulsoxy, Blutdruck
- EKG; hole evtl. frühere EKG ein
- ziehe frühzeitig Erfahrenen bei

- erwäge, aber verzögere nicht Therapie:
  - Akut-Echo: LVEF, Dilatation, Hypertrophie, Dehydration; Klappenfunktion; Raumforderung, Vegetationen; VSD; Erguss
  - arterielle BGA wenn tiefe Zyanose oder SpO_2 tief/unsicher
  - Thx-Rö
- behandle als kardiogen/Linksherzinsuffizienz wenn Hinweis auf Herzinsuffizienz:
  - Vorgeschichte: Nykturie, MCI, CMP, Klappenprothese, Prämedikation
  - HV-Stau, Knöchelödeme, HZV ↓, kalte klamme Akren, Hepatomegalie
  - Herzgeräusch, 3. HT, Galopp
  - Ischämiezeichen
  - typische Auslöser: Stress, Schmerzen, Tachykardie; Incompliance
- behandle wie nicht kardiogen wenn
  - keine Hinweis auf kardiogen *oder*
  - Hinweis auf nicht kardiogen: warme rote Akren; Höhen-Lungenödem, Transfusion, Sepsis/Schock/ARDS, Inhalation toxischer Gase, neurogen: nach Grand-Mal, bei Hirndruck, *oder*
  - kein Erfolg mit Arbeitsdiagnose kardiogen

Kardiogenes Lungenödem

▨ Maßnahmen

Strategie: Entlasten, Sympatholyse, Tachykardie senken

- Oberkörper hoch, Beine tief (gut abstützen mit Polstern)
- Nitroglycerin wenn RR > 100 – 110 mm Hg: s.l. 1 – 3 Hübe, besser kont. i. v.
- Morphium 2 mg i. v. oder 5 mg über 10 min, 10 mg über 30 min; schnellst wirksame Intervention „Sympatholyse"; problematisch bei Bewusstseinstrübung → Intubation

- Lasix 40 – 80 mg i. v., mehr bei Niereninsuffizienz
- Digitalis (Digitoxin 0,25 mg oder Digoxin 0,4 mg i. v.), v. a. bei tachykardem VHFli; *nicht* bei schwerer Hypokaliämie
- behandle evtl. (→) ACS/MCI, Kap. 5; (→) hypertensive Krise, Kap. 3
- erwäge: Absaugen; Aderlass

Invasive und extreme Optionen
- Dobutamin u/o Dopamin (→ Schock, Kap. 2)
- nichtinvasive Beatmung (NIV: Maske, Helm): *nicht* bei MCI, Bewusstseinstrübung; CPAP ist sicherer als PPV; 5 cmH$_2$O, evtl. steigern alle 3 – 5 min um 1 – 2 cmH$_2$O, Ziel SpO$_2$ > 90 – 92 %
- Narkose, Intubation
- Akutdialyse/Hämofiltration: v. a. bei Anurie
- Herzchirurg bei akutem Klappenprothesen-Versagen
- erwäge: ZVK, PAC, IABP

Sonderfall: Hypertrophie – Hypovolämie
- typisch, relativ häufig: hypertrophische CMP (± Obstruktion), z. B. langjährige schwere Hypertonie: Tachykardieintolerant wegen schwerer diastolischer Funktionseinschränkung
- Lungenödem getriggert durch Tachykardie, evtl. durch Hypovolämie → Tachykardie
- Therapie: erfordert Echo (Hypertrophie + leere Ventrikel) und Erfahrenen: Tachykardie (und evtl. Hypovolämie) beseitigen: β-Blocker, ACE-Hemmer, Volumen

Nicht kardiogenes Lungenödem

Therapie
- Strategie: Ursache bekämpfen/beseitigen; Support, Überbrückung bis Erholung
- erwäge: Prednisolon 250 – 500 mg i. v.
- erwäge: nichtinvasive Beatmung (Maske, Helm)

Transfusionskomplikation: TRALI

- TRALI = transfusion-related acute lung injury
- nach plasmahaltigen Blutprodukten, die pathogene, z. B. anti-leukozytäre Antikörper enthalten (Antikörper des Spenders)
- Klinik: vasogenes Lungenödem binnen Stunden
- Therapie: supportiv; Dauer: 1 – 2 Tage
- an Blutbank rückmelden: Spender soll nicht mehr spenden

Reexpansionslungenödem

- nach großvolumiger Pleurapunktion (> 1 l)
- O_2, Seitenlage auf kranke Seite, Absaugen

Weitere Maßnahmen bei Lungenödem:
- Blasenkatheter
- Thromboseprophylaxe
- ICU oder Bett mit Monitor

6.5 Asthma bronchiale

▨ Diagnose
- akute Atemnot mit Giemen u/o Pfeifen

▨ Differenzialdiagnose
- einfache Bronchitis, COPD, Linksherzinsuffizienz (interstitielles Lungenödem)
- Anaphylaxie, Pneumothorax
- Fremdkörper, Tumor

▨ Komplikationen
- Hypoxie, Erschöpfung
- Spannungspneumothorax
- Kreislaufstillstand, v. a. als PEA

▦ **Sofortmaßnahmen**

- O_2: 2 – 10 l/min, Ziel SpO_2 92 – 95 %
- Pulsoxymeter
- β_2-Mimetikum $\pm$ Ipratropium: hochdosiert inhalativ 4 Hübe mit Spacer oder Nebulisator
- Nebulisator: 20 Tropfen des β_2-Mimetikums in das Reservoir (Salbutamol 5 mg, Terbutalin 10 mg); zusammen mit O_2
- Steroid p.o. oder i.v., z.B. Prednisolon 50(–200) mg; je früher, desto besser
- i.v. Zugang
- Schweregrad einschätzen

Risiko Tod:
- – chronisch schwer
- – brittle Asthma
- – Incompliance
- – kein Therapieplan
- – β-Blocker, NSAR
- – Sedierung

▦ **Schweregrad**

Schweregrad ist leicht zu unterschätzen!

Akut schwer → mindestens 1 von
- Satz in einem Zug nicht möglich
- AF ≥ 25/min
- HF ≥ 110/min
- PEF < 50 % (vom persönlichen besten PEF oder vom Soll)

Lebensbedrohlich → mindestens 1 von
- Bewusstseinstrübung, Verwirrtheit
- Erschöpfung, schwache Atemzüge
- Bradykardie, Arrhythmie
- Hypotension
- stille Lunge

- Zyanose
- $SaO_2 < 92\%$, $PaO_2 < 60\,mm\,Hg$
- $PCO_2 > 35\,mm\,Hg$
- PEF < 33% (von bestem; wenn nicht verfügbar vom Soll)

Normaler $PCO_2 \rightarrow$ Alarm!

▓ Intensivierung
- Ipratropium 0,5 mg zum Nebulisator
- Steroid i.v., z.B. Prednisolon 50(−200) mg
- erwäge Theophyllin 240 mg i.v. über 20 min; *nicht* wenn bereits als Dauermedikation; selten wirksam, Toxizität (Erbrechen)

Ansprechen braucht Zeit: beurteilbar erst nach 20 – 30 min

▓ Lebensbedrohlich oder keine Besserung in 15 – 30 min
- β_2-Mimetikum mit Nebulisator weiter alle 15 – 30 min
- Ipratropium 0,5 mg zum Nebulisator alle 6 h
- Magnesiumsulfat 1,2 – 2 g i.v. über 20 min; nur ein Mal
- erwäge Adrenalin mit Nebulisator: 1 ml (1:1.000) in Reservoir
- kontaktiere Intensivstation
- erwäge nichtinvasive Atemhilfe (NIV)
- Respirator bei Status asthmaticus: s. Tabelle 6.1 (S. 80)

▓ Extremmaßnahmen
- Narkose, Intubation, Paralyse
- β_2-Mimetika s.c. 0,25 mg; i.v.
- Adrenalin i.m./s.c. 0,3 ml (1 mg/ml); i.v.

▓ Vermeide

- Sedativa, Morphine: Atemantrieb ↓
- Mukolytika: *Risiko* Husten, Obstruktion ↑
- intensive Hydrierung: *Risiko* Obstruktion ↑
- β-Blocker, Atropin, Antihistaminika, NSAR
- routinemäßig Antibiotika

▓ Untersuchungen

- Thx-Rö: dringend bei Verdacht Pneumothorax, lebensbedrohlich oder refraktär
- Spirometrie oder Peakflowmeter – sofern überhaupt möglich: vor und nach Akutintervention, alle 30 – 60 min bis besser

▓ Stationäre Aufnahme

- lebensbedrohlich
- akut schwer ohne rasche Besserung
- PEF < 75 % (Soll oder Best) nach 1 h Behandlung

Maßnahmen an Station

- Prednisolon 30 – 50 mg/Tag p. o. für 5 Tage
- O_2 weiter
- β_2-Mimetikum mit Nebulisator weiter alle 4 h
- Kalium-Kontrolle (sinkt mit β_2-Mimetika, Steroid); evtl. Theophyllin-Spiegel
- Antibiotika: bei Pneumonie, Fieber, oder purulentem Sputum, z. B. Doxycyclin 200 mg (*KI*: Allergie)
- Schulung: Inhalationstechnik; Therapieplan, vermeidbare Auslöser

6.6 COPD-Exazerbation

▓ Klinik

- akute Verschlechterung von Atemnot, Sekretvolumen oder Sputum-Purulenz
- durch: Infekt (~ 50 % viral), Pneumonie, Linksherzinsuffizienz

- Differenzialdiagnose: Jede andere Ursache für Atemnot ($\rightarrow$) kann auch bei COPD-Patienten auftreten.

▦ Sofortmaßnahmen

- O_2, aber *nicht zuviel*: Start mit 2 l/min, Ziel SpO_2 90–92 % reicht, wenn mehr: *Risiko* CO_2-Retention (Hyperkapnie), Atemantrieb ↓, Bewusstsein ↓

> Viel O_2 ist problematisch bei *schwerer* COPD: *Risiko* CO_2-Narkose.

- Ipratropium 0,5 mg über Nebulisator
- β_2-Mimetikum über Nebulisator, z. B. Salbutamol 2,5–5 mg oder Terbutalin 5–10 mg
- Steroid p. o. oder i. v., z. B. Prednisolon 50(–200) mg
- Monitor, i. v. Zugang, RR, Temperatur
- Anamnese: Verschlechterung seit wann; bisheriger Schweregrad (Vorbefunde, Komorbidität, Prämedikation, Heim-O_2, selbständige Aktivitäten – rezente Änderungen)
- EKG: Ischämie, Frequenz, Arrhythmie
- Thx-Rö: Infiltrat, Pneumothorax, Linksherzinsuffizienz-Zeichen, Atelektase
- BGA früh und häufig, v. a. bei Verdacht CO_2 ↑, Hypotension, AF ≥ 25/min, SpO_2 < 90 % oder nicht verwertbar. Vergleiche mit Vorwerten
- Spirometrie ist im Akutfall selten aussagekräftig/hilfreich

▦ Weitere Maßnahmen

- erwäge Echo: Herzinsuffizienz, intravasales Volumen
- erwäge CT: Differenzialdiagnose PE, Pneumonie, Pneumothorax, Linksherzinsuffizienz, Atelektase
- BB, CRP; CK, CK-MB, Troponin; D-Dimer; Crea, Na, K, BZ, LFP; evtl. Theophyllin-Spiegel, Blutkultur
- Antibiotika liberal, v. a. wenn Fieber, viel oder grünes Sputum, z. B. Doxycyclin 200 mg p. o. oder i. v., oder Clarithromycin 2 × 500 mg p. o. oder i. v., oder AmoxiClav 2 × 1 g p. o. (2 × 2,2 g i. v.)

▪ **Maßnahmen wenn keine befriedigende Besserung**

- erwäge Herzinsuffizienz-Therapie (→ Asthma mixtum) oder Therapie anderer Differenzialdiagnosen
- nichtinvasive Beatmung (NIV): besonders wirksam bei COPD, v.a. bei hyperkapnischer Azidose; *nicht* wenn: Bewusstsein ↓, schwere Agitation, Erschöpfung, profuses Trachealsekret, Pneumothorax; wenn Maske nicht dicht angelegt werden kann oder intolerabel
- Theophyllin 250 mg i.v.
- Intubation wenn anhaltend oder progredient: Bewusstsein ↓, $SpO_2 < 90\%$, profuses Sekret
- palliative Alternative zu Intubation: Morphium 10 mg i.v. über 30 min, weiter nach Komfort

▪ **Problematisch**

- β_2-Mimetika systemisch: *Risiko* Tachykardie

▪ Die meisten COPD-Patienten tolerieren Tachykardie schlecht → *Risiko* Lungenödem.

- Theophyllin: *Risiko* Tachykardie, Erbrechen, Krämpfe
- Sedierung, Morphium: gut gegen (koexistierende) Linksherzinsuffizienz, gefährlich bei Hyperkapnie
- Mukolytika, Antitussiva, akute Physiotherapie („Abklopfen")

Giemen bei COPD – DD: entzündliches Ödem u/o Linksherzinsuffizienz

6.7 Asthma mixtum

▪ **Überblick**

- Definition: COPD + Linksherzinsuffizienz (interstitielles Lungenödem)
- typisch bei diastolischer Herzinsuffizienz im höheren Alter (LV-Hypertrophie, Hypertonie, Niereninsuffizienz)

- Bei COPD führt Linksherzinsuffizienz häufig zu Giemen *ohne* Rasseln.
- COPD + diastolische Linksherzinsuffizienz: häufig Tachykardie-Intoleranz
- Differenzialdiagnose Giemen bei COPD: entzündliches Ödem u/o Linksherzinsuffizienz
- Bedeutung: Linksherzinsuffizienz ist meist rascher und wirksamer behandelbar als Emphysem/COPD: „Chance Linksherzinsuffizienz"

Therapie
- erfordert Erfahrung; Echo kann sehr helfen
- Therapie wie bei COPD + Lasix 40 mg i. v.
- erwäge Morphium; *zweischneidig*: entlastet bei Linksherzinsuffizienz, problematisch bei Hyperkapnie/CO_2-Retention
- erwäge Tachykardie zu senken, v.a. mit Verapamil 2,5–5 mg i. v. (*zweischneidig*: wirksam bei diastolischer Linksherzinsuffizienz, problematisch bei systolischer Linksherzinsuffizienz; Echo ist hilfreich); evtl. Digitalis

6.8   Pneumothorax, Spannungspneumothorax

Klinik
- *plötzliche* Dyspnoe, ± Thoraxschmerz und Distress
- Seitendifferenz (Auskultation, Perkussion, *Fremitus*), außer bei kleineren
- evtl.: grau-zyanotisch, Husten, Hautemphysem, Ventil-Geräusch

Ursachen
- spontan
- Punktion (ZVK, Biopsie), Trauma, Lungenerkrankung (v.a. Asthma, COPD, HIV)
- Überdruckbeatmung
- Ösophagusruptur

Differenzialdiagnose

- PE
- MCI
- Asthma
- Aortendissektion
- Zwerchfellhernie/Magen (Bochdalek-Hernie)

Sofortmaßnahmen

- O_2, i.v. Zugang
- BB, Gerinnung; CK, CK-MB, Troponin; D-Dimer
- BGA: bei schwerer Dyspnoe, $SpO_2 < 92\%$ oder unsicher
- Thx-Rö a.p. *und lateral,* in Expiration; evtl. Akut-Sono
- EKG: evtl. Achsenabweichung, evtl. Amplituden ↓
- evtl. CT: v.a. wenn Thx-Rö inkonklusiv
- evtl. Schmerzmittel u/o Codein

Notfallpunktion bei Spannungspneumothorax

Diagnose
- Halsvenenstau
- Hypotension bis Schock
- deutlicher Seitenunterschied (Auskultation, Perkussion)

Notfallpunktion
- bei drohendem Kreislaufstillstand
- möglichst steril, Lokalanästhesie
- möglichst große Kanüle, z.B. ZVK- oder Pigtail-Set
- Rückenlage: 2. ICR, am oberen Rand der 3. Rippe, in der MCL
- Dreiweghahn, Absaugen mit 50-ml-Spritze bis Husten oder 2,5 l
- alternativer Punktionsort: 5. ICR, mittlere Axillarlinie

Punktion immer am Oberrand der Rippe: minimiert Verletzungsrisiko an Gefäßstrang!

▨ Keine Notfallpunktion erforderlich

- Entscheidungskriterien: Beschwerden, Pneumothorax-Ausdehnung, zugrunde liegende Lungenerkrankung, Alter
- folge lokalen Richtlinien, oder konsultiere Erfahrenen:
  - elektive Punktion/Drainage
  - Observation ohne Punktion
  - Observationsdauer, Entlassung

6.9   Pulmonalembolie (PE)

▨ Diagnose

- Verdacht/Hinweise erfordern Zusatzinformationen:
  - klinische Wahrscheinlichkeit: strukturierter Score, Vorgeschichte, Risikofaktoren, Symptome, Differenzialdiagnose
  - D-Dimer
  - nach Verfügbarkeit: CT, Echo, Sono Bein-/Beckenvenen, Sono Pleuren (Erguss, pleuranahe Infiltrate)
  - evtl. alternativ: Pulmonalis-Angiographie, MRT
- unspezifisch/insensitiv für Diagnose PE: Thrombosehinweis an Beinen, EKG, BGA, Thx-Rö, Lungenszintigraphie
- manchmal hilfreich für Differenzialdiagnose: EKG, Thx-Rö
- Differenzialdiagnose: Pneumothorax, MCI, Asthma, Perikarditis, Pleuritis, Pneumonie, Dissektion, akutes Abdomen, Ösophagitis

▨ Verdacht schwere Pulmonalembolie

Verdacht schwere Pulmonalembolie:
- Kollaps, Hypotension
- Dyspnoe
- Missempfinden/Druck

- *schwere* Lungenembolie: Kollaps, Hypotension bis Schock, Dyspnoe/AF↑, Tachykardie; Missempfinden/Druck v.a. retrosternal, pralle HV; selten: Hämoptoe

- *periphere* Lungenembolie: pleuritische Schmerzen
- Lagerung nach Komfort; O_2 4 – 10 l/min, Ziel SpO_2 = 92 %
- Heparin (unfraktioniert) 5.000 E Bolus i.v.: wenn schwere PE wahrscheinlich; *nicht* wenn: antikoaguliert oder hohes Blutungsrisiko
- Schock behandeln: NaCl 500 ml, Catecholamine
- möglichst rasch Diagnose erhärten: Akut-Echo
- BB, Gerinnung, D-Dimer; Troponin; CRP; Crea; LDH; evtl. BGA

CT Thorax ist zielführendste Diagnostik: erfasst treffsicher schwere PE *und* die bedeutsamen Differenzialdiagnosen

▨ Fibrinolyse

Bei wem?
- hochgradiger PE-Verdacht *und* Schock oder Reanimation
- Schock und typisches Echo (RV balloniert, Septum nach links) oder Diagnose mit CT gesichert

Lyse nach Diagnosesicherung
- *gegen* Lyse sprechen: Risiko Hirnblutung ($\rightarrow$ Lyse-Kontraindikationen bei MCI, s. Kap. 5); RRs > 110
- *für* Lyse sprechen: Instabilität (RR), schwerste Dyspnoe, höchstgradige RV-Dysfunktion

Durchführung
- rtPA 50 mg i.v. in 15 min; oder 10 mg über 10 min gefolgt von 90 mg über 100 min; Heparin gleichzeitig weiter
- Streptokinase 250.000 E i.v. über 30 min, dann 100.000 E/h 12 – 24 h lang; *kein* Heparin während und bis 1 h nach Streptokinase

Alternativen zu Lyse
- Notfall-Embolektomie; evtl. Fragmentierung (Angiographie)

- wenn Diagnose gesichert (CT): bei Schockzeichen
- erwäge v. a. bei Kontraindikationen gegen Lyse (→ Lyse bei MCI, s. Kap. 5)

▨ Weitere Maßnahmen

Heparin
- instabiler Patient oder Niereninsuffizienz: Heparin kont. i. v. 1.000 E/h; aPTT nach 4 h, Ziel 2 × obere Normalgrenze oder 60 – 80 s
- stabiler Patient: niedermolekulares Heparin in therapeutischer Dosis, z. B. Enoxaparin 1 mg/kgKG 2 × tgl. s.c., oder Dalteparin 200 E/kgKG 1 × tgl.
- orale Antikoagulation: überlappend mit Heparin, sobald invasive Eingriffe nicht mehr zu erwarten sind, Ziel INR 2 – 3
- erwäge Antibiotikum
- suche Emboliequelle, schätze residuales Thrombusvolumen

6.10 Pleuraerguss, Pleurapunktion

▨ Klinik
- Dyspnoe erst wenn ⩾ 500 ml
- eher Symptome durch die Grunderkrankung
- Perkussion: Dämpfung; Fremitus: vermindert; Auskultation: Atemgeräusch abgeschwächt

Akute Bedrohung
- Blutung/Hämatothorax
- großer Erguss mit Dyspnoe
- PE mit kleinem Begleiterguss
- Empyem
- selten: Pankreatitis, Milzinfarkt

▨ Sofortmaßnahmen
- HF, RR, SpO_2, Temperatur, Schockzeichen
- i. v. Zugang

- BB; Gerinnung; CRP; D-Dimer; LFP; Crea; Protein, KOD, LDH, Amylase, Lipase; Harn
- Sonographie: Ergusshöhe, Zugang für Punktion? Echofrei, gekammert? Verschieblichkeit? Raumforderung? Infiltrat?
- Thx-Rö: Ergusshöhe, Infiltrat(e), Raumforderung?
- erwäge CT (Dichte wie Blut? Raumforderung?)

Akute Pleurapunktion

- therapeutisch: hochgradige Dyspnoe und sehr großer Erguss
- akut-diagnostisch: Verdacht auf Blutung; evtl. Empyem vor Therapie
- *nicht* bei: hohem Blutungsrisiko, Zwerchfellruptur, Adhäsionen, Kammerung, Infektion der Thoraxwand, inkooperativem Patienten
- Komplikationen: Pneumothorax, Blutung, Verletzung des Zwerchfells, Infektion, Reexpansions-Lungenödem

Technik

- Aspiration für Diagnostik: Zellzählung (BB), Bakteriologie, Tbc, Zytologie, Protein, Glucose, Amylase, pH, LDH; Triglyceride wenn Hinweise auf chylös
- therapeutische Punktion: mit geschlossenem System/Beutel und 50-ml-Spritze (meist 2. Wahl: Saugflasche)

Vorbereitung

- Patient sitzt, abgestützt, Rücken frei
- Sono-Kontrolle, Punktionsstelle markieren
- sterile Handschuhe; evtl. Mundschutz
- Haut reinigen, desinfizieren; sterile Abdeckung

Punktion

- Lokalanästhesie (LA): hintere Axillarlinie oder mittlere Scapularlinie, am Oberrand der Rippe; in 2-mm-Schritten vorschieben: alle 2 mm aspirieren und LA-Depot; bis durch Pleura parietalis durch: spröder Widerstand, dann Aspiration von Flüssigkeit – häufig Hustenreiz

- evtl. Einstichtiefe mit Klemme markieren; Nadel herausziehen
- LA 1 – 2 min einwirken lassen
- Punktionsnadel (mit Dreiweghahn oder Anschluss für geschlossenes System) an derselben Einstichstelle, streng am Rippen-Oberrand, unter Aspiration bis zur markierten Tiefe vorschieben – bis Aspiration von Flüssigkeit
- Aspiration
- beenden wenn: (starker) Hustenreiz, Aspiration von Blut, nach 1.000 – 1.500 ml → Kanüle entfernen

> Punktion immer am Oberrand der unteren Rippe: minimiert Verletzungsrisiko an Gefäßstrang!

Nachbetreuung

> Drainage indiziert: parapneumonisch + Punktat-pH = 7,2 + Glucose < 60 mg/dl

- Kompression der Punktionsstelle
- steriler Verband
- Dokumentation
- Observation: 3 – 4 h
- Thx-Rö: wenn klinisch Verdacht auf Pneumothorax

6.11 Bluthusten, Hämoptoe

Einteilung
- *gefährlich*: Expektorat tiefrot oder schwarz; große Koagel, großes Volumen; Atemnot, Distress
- weniger gefährlich: rötliche Beimengung („blutig tingiert")

Differenzialdiagnose

Bronchial, nasopharyngeal oder gastroösophageal?

- bronchial: Husten; oft schaumig; Teststreifen: *nicht* sauer
- nasopharyngeal: Inspektion Nase, Mund, Rachen
- gastroösophageal: Erbrechen, kein Schaum, Kaffeesatz, evtl. Speisereste

Risiko: Ersticken in bronchialem Blut („suffokatorische Blutung")

Ursache möglichst identifizieren

- Infektion: Bronchitis, Pneumonie, Tbc, Abszess, Bronchiektasen, Aspergillose
- Malignom, Fremdkörper; Endometriose
- Gerinnungsstörung: Antikoagulation, Rattengift, Hämophilie, Zirrhose
- Fistel Bronchus-Arterie, z. B. zu Aorta; Gefäßruptur: bronchiale Varizen, AVM
- Vaskulitis: Wegener-Granulomatose/ANCA+, Goodpasture-Syndrom, andere
- PE, Lungeninfarkt
- Lungenödem, Mitralstenose
- pulmonale Hypertension, Eisenmenger-Syndrom
- Trauma

Sofortmaßnahmen

- O_2, i. v. Zugang; SpO_2, evtl. BGA
- BB, Gerinnung; LFP, Crea; CRP; Harn; evtl. Blutgruppe; evtl. ANCA, Antikörper gegen glomeruläre Basalmembran, Rheumafaktor, ANA
- Thx-Rö
- Sputum, Trachealsekret: pH, Mikroskopie, Kultur, Tbc
- erwäge Echo, CT, Bronchoskopie, Angiographie, HNO

■ **Bei schwerer Blutung**

- Seitlagerung auf kranke Seite
- erwäge Intubation, v. a. einseitige Intubation der gesunden Seite, Akut-Transfer in OP (benachrichtige Thoraxchirurg)
- absaugen, Notfall-Bronchoskopie, Angiographie/Embolisation

6.12 Hyperventilation

■ **Zentrale Frage**

- Folge einer gefährlichen Ursache (→ Atemnot)?
- primäre ("psychogene") Hyperventilation?

Auch Herzinfarkt macht Angst!

> Häufige Fehleinschätzung: "Hyperventilation ist harmlos" → nicht unterschätzen:
> – gefährliche Ursache?
> – wirklich "nur Angst"?

Sekundäre Hyperventilation

- = Tachypnoe infolge medizinischer Erkrankung:
- Hypoxie; (→) Atemnot; Azidose; Schmerzen
- insbesondere: Urämie, Leberversagen; Vergiftung mit ASS, Alkoholen, CO, Cyanid

Primäre Hyperventilation

- = "inappropriat" = "psychogen" = Ausdruck von Angst/Panik/Distress oder heftiger Emotion, ohne medizinische Erkrankung
- typischer Teufelskreis: Angst/Schmerzen/Distress → Hyperventilation → Alkalose-Symptome (Parästhesien, Spasmen, Pfötchenstellung) → noch mehr Angst ("wie geschieht mir") → Hyperventilation

▨ **Vorgehen**

1. Evaluierung: Hinweise auf eine gefährliche Ursache?
2. beruhigendes Gespräch; Mechanismus erklären (primäre Hyperventilation ist häufig und menschlich; verursacht keine Schäden)
3. langsamer atmen, z. B. durch Nase einatmen und dabei bis 8 zählen; evtl. CO_2-Rückatmen (Tüte, Beutel, Maske)
4. mildes Benzodiazepin: ausnahmsweise, *nicht* routinemäßig

7 Temperatur, Infektion, Sepsis

■ **Differenzialdiagnose Fieber, Hyperthermie**
- Infektion, u.a. auch Malaria, Pilze, Würmer
- Medikamente, Transfusion
- Vergiftung: anticholinerg, Antidepressiva, Neuroleptika, Serotonin-Syndrom, Cocain, Amphetamine, Salicylate, Metall-Dämpfe
- jede Nekrose, z.B. Pankreatitis, Dekubitus, MCI, Apoplex, Mesenterialinfarkt
- Malignom
- Hitzschlag
- Agitation, Delir, Entzugssyndrom

Fieber: > 38°C, variiert nach:
- Messort
- Messmethode
- Messzeit: 16 vs. 8 Uhr: +0,5 – 1°C

Seltener
- entzündliche/rheumatische Erkrankungen: chronisch entzündliche Darmerkrankung, Kollagenose, Vaskulitis, Still-Syndrom
- maligne Hyperthermie (Inhalationsnarkose)
- familiäre Fieber-Syndrome (Mittelmeerfieber u.a.)
- Störung der zentralen/hypothalamischen Temperaturregulation
- Thrombose/Embolie; Blutung/Hämatom; Dissektion
- TTP/HUS, Myxom, Nebennierenrindeninsuffizienz
- Muskeltonus ↑, z.B. Tetanus

7.1 Sepsis

Diagnose

- Definition: schwere Infektion mit systemischen Entzündungszeichen, v.a.: Temperatur > 38 oder $< 36\,°C$, HF $> 90/min$, AF $> 20/min$, Leuko > 12 oder < 4 G/l
- Patient wirkt schwer krank
- niedriges CRP und Procalcitonin → schwere Infektion unwahrscheinlich, aber *Cave*: verzögerter Anstieg möglich
- Diagnose ist also unscharf; oft erst im Verlauf klarer, v.a. ob infektiös oder nicht

Normale Leuko u/o normale Temperatur schließen Sepsis nicht aus!

Schweregrade

- Sepsis: keine Zeichen von Organ-Minderperfusion
- schwere Sepsis: Organ-Minderperfusion, v.a. Bewusstsein ↓, Hypoxie, Oligurie
- septischer Schock: RRs < 90 oder Abfall um $> 40\,mm\,Hg$

Sofortmaßnahmen

1. RR $< 90\,mm\,Hg$, SpO$_2$ $< 90\,\%$:

■ Alarm → septischer Schock

2. O$_2$ 2 l/min, i.v. Zugang, NaCl
3. Fokus-Hinweise? Sanierbar?
4. nichtinfektiöse bedrohliche Erkrankung?
5. Antibiotika möglichst frühzeitig, hoch dosiert, zielgerichtet

Fokus-Hinweise

- Inspektion zügig und *vollständig*: auch oral, genital, anal
- Schmerzen
- Husten, Atemnot, AF

- Sekrete
- Pharyngitis/Angina
- andere Beschwerden
- Wunden, Eintrittspforten
- Purpura, Exanthem
- Meningismus

> **Meningokokkensepsis?**
> Verdacht: Purpura ± Meningismus: *unverzüglich* Blutkultur und Penicillin G 10 Mio E i. v. oder Cefotaxim 2 g i. v.

- Geräusche Herz, Lunge
- Bauch: Druckschmerz, Abwehrspannung, Blase voll?
- Arthritis

> Besonders tückisch:
> - Meningitis ohne Meningismus
> - Endokarditis
> - Mediastinitis
> - Angina: Lemierre-Syndrom
> - Tampon: Toxic Shock

▮ Anamnese
- frühere Arztberichte
- Schwangerschaft
- Aufenthalt im Ausland oder in den Tropen
- Kontakt mit Kranken
- Tierkontakt, -bisse
- OP, Transfusion
- Immunsuppression: Steroid, Zytostatika, Chemotherapie, HIV, Asplenie, Transplantation
- Komorbidität: Malignom, Niere, Leber, DM; Impfungen
- Schluckstörung
- Drogen, Alkohol
- Tampon (Toxic Shock)

▒ Zusatzuntersuchungen

(Blut-)Kulturen vor erster Antibiotikagabe!

- Puls, RR, SpO$_2$, EKG
- Kulturen und Abstriche nach Organhinweisen: Blut, Harn; evtl. Stuhl, Liquor, Wunden
- Labor: BB + Diff.BB; CRP; PT, aPTT, Fibrinogen, D-Dimer oder FDP, AT3; Crea, Harnstoff; BGA, Na, Cl, K; BZ; LFP, Bilirubin; LDH; CK, CK-MB, Troponin; Protein; Amylase, Lipase; *erwäge*: HIV; Fragmentozyten, Plasmodien, Procalcitonin; ANA, ANCA, Rheumafaktor; Serum-Elphor
- evtl. Schnelltests, z.B. Legionellen-Antigen im Harn
- evtl. Bedside-Tests, z.B. Gramfärbung von Punktaten
- Harn, evtl. mittels Blasenkatheter: Harnstatus
- Sono Abdomen und Pleura: freie Luft oder Flüssigkeit, Abszess, Gallenwege, Nieren, Blase
- Echo: Erguss, Vegetationen, Raumforderung, Prothesendysfunktion, Pumpleistung, Füllung
- Thx-Rö: Erguss, Infiltrat, Raumforderung
- evtl. CT, Chirurg, Punktion (lumbal, Gelenk, Aszites, Pleura)
- evtl. Blasenkatheter, stündlich Ausscheidung messen

▒ Nichtinfektiöse Ursachen für Sepsis-Bild – SIRS

Ein „systemic inflammatory response syndrome" (SIRS) kann nicht nur durch eine schwere Infektion getriggert sein, sondern auch durch andere schwere Erkrankungen: s. ($\rightarrow$) Differenzialdiagnose Fieber/Hyperthermie.

▒ Therapie der Sepsis

1. Antibiotika
- möglichst bald, hochdosiert, immer i.v.
- Initialtherapie ($\rightarrow$) Antibiotikawahl bei schwerer Infektion

2. Sanierbarer Fokus
- „ubi pus, ibi evacua" → „Wo Eiter ist, dort entleere ihn"

3. Weitere Maßnahmen
- entschlossene Volumenzufuhr (NaCl, Ringer), außer bei Hypervolämie oder pulmonaler Kongestion
- Catecholamine (→) Hypotensiver Schock, s. Kap. 2
- BZ > 200 mg/dl: Insulin kont. i. v.
- selten sinnvoll: Fiebersenker (NSAR, Paracetamol) oder Kühlen: Nutzen:Risiko-Verhältnis ungünstig oder ungewiss. Vertretbar bei > 40 – 41 °C, v. a. bei kleiner kardiopulmonaler Reserve
- Thromboseprophylaxe mit NMH

7.2   Antibiotikawahl bei schwerer Infektion

Empfehlungen für empirische Initialtherapie variieren
- nach Fokus und klinischer Präsentation
- nach wahrscheinlichsten Erregern
- nach lokalen Erreger-Resistenzen bzw. -Empfindlichkeiten
- außerdem nach: Vortherapie, Vor- und Begleiterkrankungen, Antibiotika-Verfügbarkeit, evtl. Kosten

Beachte im Einzelfall
- lokale Resistenzlagen: folge evtl. lokalen Richtlinien
- überprüfe Allergien und Gegenanzeigen
- Nieren- und Leberfunktion: Loading-Dose bleibt gleich, Folgedosen anpassen

▨   Tagesdosen für Erwachsene, intravenös

Sepsis – Fokus unbekannt

Ambulant erworben
- AmoxiClav 3 × (2,2 –)4,4 g + Ciprofloxacin 3 × 400 mg
- alternativ Levofloxacin 1 × 750 – 1.000 mg

- alternativ Cefuroxim $3 \times 1,5\,g$ oder Cefotaxim $3 \times 2\,g \pm$ Chinolon
- alternativ Piperacillin/Tazobactam $3 \times 4,5\,g \pm$ Chinolon

Im Krankenhaus erworben

Abhängig von Vortherapie, Grundkrankheit, OP, ICU:
- Levofloxacin $1 \times 750-1.000\,mg$ oder Ciprofloxacin $3 \times 400\,mg$ u/o Cefepim oder Cefpirom $3 \times 2\,g$
- alternativ Imipenem oder Meropenem $3-4 \times 1\,g \pm$ Chinolon
- alternativ Piperacillin/Tazobactam $3 \times 4,5\,g \pm$ Chinolon
- bei MRSA-Risiko: Kombination mit Linezolid oder Glycopeptid
- bei Hinweis auf Pilzinfektion: empirische antifungale Therapie

Neutropenie
- Piperacillin/Tazobactam $3 \times 4,5\,g$
- alternativ Cefepim oder Cefpirom $3 \times 2\,g$
- alternativ Imipenem oder Meropenem $3-4 \times 0,5-1\,g \pm$ Aminoglycosid
- alternativ Levofloxacin $1-2 \times 250-500\,mg +$ Vancomycin $2 \times 1\,g$

Beachte:
- lokale Resistenzen
- Allergien, Kontraindikationen

Arthritis, bakteriell-septisch
- Cefuroxim $3 \times 1,5\,g$
- alternativ Clindamycin $3-4 \times 600(-900)\,mg +$ Chinolon
- erwäge Kombination mit Fosfomycin $2-3 \times 8\,g$, v.a. bei Abszess
- MRSA: Vancomycin $2-3 \times 1\,g$, Linezolid $2-3 \times 600\,mg$

Bissverletzung: Hund, Katze, Ratte, Mensch

- AmoxiClav 3 × 2,2 g
- alternativ Cefazolin 3 × 1 g oder Cefuroxim 2 × 1,5 g
- alternativ Doxycyclin 200 mg, dann 1 – 2 × 100 mg

Cholangitis, Cholezystitis

- AmoxiClav 3 × 2,2(−4,4) g
- oder Ceftriaxon 1 – 2 × 2 g + Metronidazol 3 × 500 – 600 mg
- oder Ciprofloxacin 3 × 400 mg oder Levofloxacin 1 × 750 – 1.000 mg
- alternativ: Imipenem oder Meropenem 3 – 4 × 1 g; Piperacillin/Tazobactam 3 × 4,5 g

Diarrhö, bakteriell-invasiv

Diarrhö vgl. (→) Gastroenteritis
- Fieber, blutig?
- Reisen?

- Ciprofloxacin 2 – 3 × 400 mg
- alternativ Cotrimoxazol 2 × 160/800 mg
- alternativ Ceftriaxon 1 × 2 g
- Antibiotika-assoziiert: Metronidazol 3 × 500 mg *p. o.*; alternativ: Vancomycin 4 × 125 mg *p. o.*

Divertikulitis

- AmoxiClav 3 × 2,2 g
- alternativ Levofloxacin 1 – 2 × 500 mg

Haut und Weichteile
Erysipel
- Penicillin G 3 × 10 Mio E oder Cefazolin 3 × 2 g
- alternativ Clindamycin 3 × 600(−1.200) mg

Tiefe Haut- und Weichteilinfektion

Phlegmone → Chirurgie!

- AmoxiClav $3 \times 2,2$ g; oder Ceftriaxon 1×2 g
- alternativ Clindamycin $3 \times 600(-900)$ mg $\pm$ Chinolon
- alternativ Cefuroxim $3 \times 1,5$ g oder Cefotaxim 3×2 g, $\pm$ Chinolon

Harnwegsinfekt
$(\rightarrow)$ Pyelonephritis

Peritonitis
- primär, z. B. Perforation: AmoxiClav $3 \times 2,2$ g
- spontan-bakteriell (v. a. bei Zirrhose): Ciprofloxacin $2-3 \times 400$ mg

Postoperativ
- AmoxiClav $3 \times 2,2$ g
- alternativ Ceftriaxon 1×2 g $\pm$ Metronidazol 3×500 mg
- alternativ Levofloxacin $1 \times 750-1.000$ mg oder Ciprofloxacin 3×400 mg, + Metronidazol 3×500 mg
- alternativ Piperacillin/Tazobactam $3 \times 4,5$ g
- alternativ Imipenem/Meropenem $3-4 \times 1$ g
- septisch, v. a. nach Darm-OP: Ertapenem 1 g

7.3 Endokarditis

▨ Hinweise
- Fieber, Herzgeräusch
- Embolie (Lunge, systemisch)
- Herzinsuffizienz
- definitive Diagnose: Duke-Kriterien und Verlauf

▨ Untersuchungen
- Echo: wenn transthorakal wenig aussagekräftig oder zweifelhaft → transösophageal

- Blutkulturen vor Antibiotika-Start: 2 – 3 × 10 ml
- BB, CRP, Crea

▦ Antibiotika: empirische Initialtherapie

Native Herzklappen
- AmoxiClav 3 – 4,4 g i. v. + Gentamicin 3 × 1 mg/kgKG i. v.
- i. v. Drogenabusus: Flucloxacillin 4 – 6 × 2 g i. v. ± Gentamicin 3 × 1 mg/kgKG i. v.; erwäge Vancomycin 2 – 3 × 1 g oder Linezolid 2 – 3 × 600 mg i. v.

Klappenprothese
- OP vor > 12 Monaten: wie bei nativen Klappen
- MRSA-Verdacht: Vancomycin 2 – 3 × 1 g i. v. + Rifampicin 2 × 300 – 600 mg p. o. ± Gentamicin 3 × 1 mg/kgKG i. v.

▦ Klappenersatz, Antikoagulation

Klappenersatz wenn
- hämodynamische Instabilität oder Herzinsuffizienz NYHA III–IV durch akute Klappeninsuffizienz
- septische Embolie
- paravalvulärer Abszess, Fistel, mykotisches Aneurysma
- persistierend positive Blutkultur trotz adäquater Antibiotika
- Pilze
- Vegetationen > 10 mm

Antikoagulation Stop wenn
- ICH
- mykotisches Aneurysma
- Staphylokokken

7.4 Pyelonephritis, Urosepsis

▦ Klinik
- Schmerzen Nierenlager vor allem Klopfschmerz u/o Flanke/Leiste
- Dysurie, Pollakisurie, evtl. Hämaturie

Untersuchungen

- Sono Blase und Nieren (Stau, Stein, Gas)
- Crea; Harn; BZ; BB; Na, K; CRP; Blut- und Harnkultur, erwäge Schwangerschaftstest
- evtl. CT

Therapie

- Ciprofloxacin 3 × 400 mg oder Levofloxacin 1 × 750 mg i. v.
- alternativ Ceftriaxon 1–2 × 2 g, anderes Cephalosporin 2.–3. Generation
- Urologie (Nephrostoma, Nephrektomie?) wenn: Stau, (Vd.) Abszess, Gas, Sepsis

7.5 Meningitis

Diagnose

- meningeales Syndrom: Kopfschmerzen, Photophobie, meningeale Reizung (Nackensteifigkeit, Lasègue-, Kernig-, Brudzinski-Zeichen)
- klassische Trias: Nackensteifigkeit (Meningismus), Fieber und Bewusstsein ↓ – bei 70 %
- Differenzialdiagnose Meningismus:
  - Meningitis (Bakterien, Viren, Mykobakterien, Kryptokokken, Parasiten)
  - Hirnabszess; Malignom; SAB
  - „aseptisch" (Medikamente, IvIg)
  - Sarkoidose
  - Rigor (Tetanus, Parkinson, Neuroleptika, Zervikalsyndrom)
  - Endokarditis

Sofortmaßnahmen

Meningokokken-Verdacht: unverzüglich:
- Penicillin G 10 Mio E i. v. oder
- Cefotaxim 3(−4) × 2 g i. v.

- i. v. Zugang, SpO$_2$, RR, HF, Temperatur
- Blutkultur, Kultur von Rachenspülflüssigkeit
- Haut inspizieren
- erwäge *sofortige* Antibiose
- neurologischer Status
- BZ; BB + Diff.BB; BSG, CRP; Crea; Na, K, LDH; Gerinnung, D-Dimer, FDP; erwäge: BGA, Fragmentozyten
- CCT v. a. bei Bewusstseinstrübung oder Fokalzeichen: Raumforderung, Abszess → Neurochirurg, HNO
- Lumbalpunktion: wenn im CT kein Herd: Gram-Färbung, Kultur, Zellzahl, Zellbild, Protein, Glucose, Lactat

■ *keine* Lumbalpunktion bei: Hirndruck, Gerinnungsstörung

- Augenfundi: Hirndruck weder ausschließ-, noch beweisbar
- Hautbiopsie kann Meningokokken nachweisen

Pneumokokken?
- sofort Dexamethason 10 mg i. v.
- dann Cefotaxim 3(−4) × 2 g i. v.

■ **Therapie**

Empirische Antibiotikatherapie
- Alter >50: Ampicillin 3 × 2 g + Cefotaxim 3 × 2 g i. v.; alternativ bei Allergie: Chloramphenicol 1 × 1,5 – 3 g
- Alter 18 – 50: Penicillin G 3 × 10 Mio E i. v.; oder Cefotaxim 3 × 2 g i. v.

Nach Gram-Färbung
- grampositive Kokken: Cefotaxim 3 × 2 g ± Vancomycin 2 – 3 × 1 g i. v.
- gramnegative Kokken: Penicillin G oder Cefotaxim
- grampositive Stäbchen: Ampicillin; alternativ TMP-SMX, Chloramphenicol

- gramnegative Stäbchen: Cefotaxim 3 × 2 g i. v. ± Aminoglycosid; alternativ Meropenem 3–4 × 1 g i. v.; bei Verdacht auf Pseudomonas: Cefepim oder Cefpirom 3 × 2 g i. v.

Weitere Maßnahmen
- bei (Vd.) Hirndruck: frühzeitig Narkose, Beatmung, ICP
- bei Pneumokokken oder Hämophilus influenzae Typ B: Dexamethason 10 mg i. v. alle 6 h für 4 Tage
- Chemoprophylaxe bei Angehörigen: bei Meningokokken, wenn enger Kontakt: Rifampicin 2 × 600 mg/Tag p. o. für 2 Tage; alternativ Ciprofloxacin 500 mg p. o. eine einzige Dosis
- Chemoprophylaxe bei Personal: nur bei engstem Kontakt, z. B. ungeschützte Intubation, Mund-zu-Mund-Beatmung
- transkranieller Doppler: Vaskulitis (Heparin), Hirndruck?

7.6 Pneumonie

Typische Klinik
- hohes Fieber mit Husten; evtl. auch: Auswurf, pleuritische Schmerzen, feuchte Rasselgeräusche, Dyspnoe
- symptomarme Präsentation vor allem bei:
  - älteren Menschen: Unwohlsein, AZ ↓, Schwindel
  - Immunsuppression
  - Pneumocystis carinii, Tbc

Differenzialdiagnose
- exazerbierte COPD, PE/Infarkt, Schocklunge/ARDS, Linksherzinsuffizienz, Atelektase, Malignom, Aspiration/Fremdkörper, Sarkoidose, Blutung, Vaskulitis, Kollagenose; toxisch, medikamentös (Amiodaron u. a.); Silikose u. ä.
- selten: allergische Alveolitis, Aspergillose, Strahlenschaden, alveoläre Proteinose, Endokarditis, Pankreatitis, subphrenischer Abszess
- rezidivierend:
  - am selben Ort: Fremdkörper, Tumor, Bronchiektasen, bronchogene Zyste, Sequester

- wechselnde Lokalisation: Aspiration, Immundefekt, Mukoviszidose

Therapieversagen:
- keine Infektion
- nicht bakteriell
- Pseudomonas
- Tbc
- Pneumocystis carinii
- Legionellen

■ Sofortmaßnahmen
- O_2, Lagerung nach Komfort
- SpO_2, HF, Blutdruck, Temperatur
- Thx-Rö kann unauffällig sein, v.a. früh im Verlauf, bei Dehydration, Leukopenie, Immunsuppression
- CRP, D-Dimer; BB + Diff.BB, Gerinnung; Na, K, Crea; BZ
- BGA: bei Atemnot oder schweren Symptomen

■ Kriterien für schwer → stationäre Therapie
- Alter $> 60 - 65$
- Komorbidität: COPD, Niereninsuffizienz, Herzerkrankung, chronische Lebererkrankung, Immunsuppression, chronische Alkoholkrankheit, Asplenie, schwerer DM, kürzlicher Krankenhausaufenthalt, neurologische Erkrankungen (v.a. Parkinson, Schlaganfall)
- Symptome:
  - Bewusstsein ↓, Vd. Aspiration, Erschöpfung
  - Hypotension ($< 90/60$ mm Hg)
  - AF > 30/min oder Atemnot
  - Dehydration, AZ ↓↓
- Labor:
  - Leuko < 4 oder $> 20 - 30$ G/l
  - Hypoxämie: $PaO_2 < 50 - 60$ mm Hg, $SpO_2 < 90 - 92\%$
  - pH $< 7,35$
  - Thrombopenie < 100 G/l
  - Hb $< 9 - 10$ g/dl

- Thx-Rö: Infiltrate beidseitig oder multipel; großer Erguss
- Umstände: Pflegebedarf, Incompliance, kein Ansprechen

Schwere Pneumonie: Maßnahmen
- Blut- und Sputumkultur vor Antibiotika
- erwäge ICU, CPAP, nichtinvasive Beatmung
- Flüssigkeit i. v., 2 – 3 l/Tag, solange hohes Fieber
- pleuritische Schmerzen: Paracetamol, NSAR
- Bronchodilatatoren bei COPD
- Thromboseprophylaxe
- erwäge Stressulkus-Prophylaxe
- Acetylcystein 1×600 mg p. o. bei zähem Schleim

Untersuchungen
- Blutkultur
- Antigen-Schnelltest im Harn: Legionellen, Pneumokokken
- Bronchoskopie wenn: Verdacht auf Fremdkörper, Aspiration, Tumor, Therapieversagen

Antibiotika bei Pneumonie
Je schwerer, desto wichtiger:
- so bald wie möglich, möglichst schon in Notaufnahme
- wirksame erste Wahl
- intravenös

Niedriges Risikoprofil
- AmoxiClav $3 \times 2,2$ g oder Cefuroxim $3 \times 1,5$ g
- alternativ Clarithromycin 2×500 mg oder Azithromycin 1×500 mg p. o.

Kritisch Kranke
- AmoxiClav $3 \times 2,2$ g + Clarithromycin $2 \times 0,5$ g i. v.
- alternativ zu AmoxiClav: Cefuroxim $3 \times 1,5$ g, Ceftriaxon $1(-2) \times 2$ g i. v.
- alternativ Levofloxacin 1×750 mg i. v. oder Moxifloxacin 400 mg i. v.

- alternativ Imipenem oder Meropenem 3 – 4 × 1 g oder Piperacillin/Tazobactam 3 × 4,5 g i. v.

Erwäge: Problempatient – Problemkeim?
- Verdacht „atypische" Pneumonie: Clarithromycin 2 – 3 × 0,5 g; oder Azithromycin 500 mg i. v. oder Chinolon
- Antibiotika-Vorbehandlung: überprüfe bisherige Antibiotika: Dosis, Wirkungslücken, Selektionspotenzial? Erwäge: MRSA, gramnegative Selektionskeime; Pilz; ziehe Erfahrenen bei
- Immunsuppression, HIV, Transplantation: Pneumocystis carinii (Cotrimoxazol); CMV, Tbc u. a. Mykobakterien, Pilz, Legionellen
- schwerer Diabetes mellitus: häufig Staphylokokken, Klebsiellen; selten aber typisch: Pilze/Candida, Mucormykose (Amphotericin B), Gasbildner
- Asplenie: Pneumokokken, Hämophilus (Cephalosporin II-III)
- Alkohol, i. v. Drogen: Staphylokokken, Klebsiellen, Tbc
- Kontakt mit Vögeln: Chlamydia psittaci (Doxycyclin)
- Pseudomonas: Mukoviszidose, COPD/Cortisontherapie, Immunsuppression: Ciprofloxacin, Cephalosporin IIIb/IV, Piperacillin, Carbapenem, Aminoglycosid
- Legionellen: Levofloxacin, Moxifloxacin; Makrolid ± Rifampicin

7.7 Malaria (Tab. 7.1)

Fieber nach Aufenthalt in einem Endemiegebiet ist immer malariaverdächtig – bis zum Ausschluss des Gegenteils!

Klinik
- Beginn mit Fieber; Inkubationszeit 7 – 14 Tage, auch länger
- Malaria tropica (Plasmodium falciparum): kann rasch progredient zu kritischer Erkrankung führen (bei den drei anderen selten); Fieber ist meist *nicht* periodisch

Tabelle 7.**1**   Malaria-Formen und auslösende Plasmodium-Arten

Plasmodium	Malaria
falciparum	tropica
ovale	tertiana
vivax	tertiana
malariae	quartana

Gerade fieberfrei:
- falsch negativ möglich
- wiederhole in 12 – 24 h

Diagnose
- „dicker Tropfen"
- Blutausstrich: Differenzierung und Zählung der Plasmodien
- Falciparum-Schnelltest; *Cave*: falsch negativ bei hoher Parasitämie

Therapie
Treffsichere Wahl hängt ab von:
- Plasmodien-Spezies
- Zustand des Patienten
- geographische Region der Infektion

Aktuelle Informationen:
- www.cdc.gov/malaria
- www.reisemed.at
- www.bni.uni-hamburg.de
- www.who.int/malaria

Unkomplizierte Malaria

- Chloroquin (Resochin) 600 mg Base p. o.; weitere 300 mg nach 6, 24 und 48 h

Verdacht auf Chloroquin-resistentes Plasmodium falciparum

- 1. Wahl Atovaquon/Proguanil (Malarone): 4 Tabl. à 250 mg/100 mg; jeweils weitere 4 Tabl. nach 24 und 48 h
- alternativ: Artemether/Lumefantrin (Riamet): 4 Tabl. à 20 mg/120 mg; 4 Tabl. nach 8 h; dann 2 × tägl. 4 Tabl. an Tagen 2 und 3
- alternativ: Mefloquin (Lariam): 750 mg p. o.; 500 mg nach 6 – 8 h; 250 mg 12 – 14 h nach Ersteinnahme

Malaria tertiana

- anschließend Behandlung der Hypnozoiten in der Leber mit Primaquin 15 mg/Tag für 2 Wochen

Komplizierte Malaria tropica

- kompliziert = hohe Parasitämie > 10 %, Hinweise auf zerebralen Befall, Organversagen oder hochgradige Anämie
- Transfer an ICU eines erfahrenen Zentrums
- Chinin: 20 mg/kgKG über 4 h; dann alle 8 h 10 mg/kgKG über 4 h (max. 1.800 mg/Tag) für 7 Tage
- Doxycyclin zusätzlich: 200 mg, dann 2 × 100 mg i. v.; alternativ Clindamycin 2 – 3 × 600 mg i. v. oder p. o.

Während Chinin:
- EKG-Monitor
- Chinin in Glucose 10 % 1000 ml

7.8   Hyperthermie, Hitzschlag

Definitionen

- Hyperthermie = Wärmeproduktion übersteigt Kapazität der Wärmeabgabe; Fieber = Temperaturanstieg nach Vorgabe des hypothalamischen Thermostaten

- Hitzschlag = Temperatur > 41 °C *und* schwere Symptome: Kollaps; Organdysfunktion, v.a. Bewusstsein ↓, Rhabdomyolyse, Nierenversagen, DIC – bis Multiorganversagen
- Risikofaktoren: sehr jung oder alt; ungewohnt intensive Anstrengung (Militär, Sport, Rave), hohe Umgebungstemperatur und Luftfeuchtigkeit, anticholinerge oder sympathotone Medikamente oder Drogen (Schweiß ↓, v.a. Antidepressiva, Ecstasy), Delir, Grand-Mal

Wichtigste Maßnahmen

- Kühlen, rasch und entschlossen: Patienten in möglichst kühle Umgebung bringen, entkleiden; Ventilator oder Fächern; mit kaltem Wasser bespritzen, kalte Umschläge mit häufigem Wechsel; evtl. Eispackungen über großen Gefäßen (subclavikulär, Axillen, Leisten) kurz mit Pausen
- i.v. Zugang, NaCl 500 ml
- Kerntemperatur messen (Ohr, Rektum, Blase, oder ZVK)
- Stop Kühlen wenn Kerntemperatur < 39 °C
- extreme Kühlmethoden in Extremfällen: kalte Lavage Magen, Harnblase oder peritoneal; Dialyse; kardiopulmonaler Bypass
- Blasenkatheter
- *nicht* sinnvoll: Fiebersenker

Untersuchungen und Therapie

- wie bei (→) Sepsis/Schock, an ICU

Typische Komplikationen

- Nierenversagen, Multiorganversagen
- DIC, Rhabdomyolyse
- Hyperkaliämie, Hyponatriämie
- Grand-Mal, Hirnödem

Hyperthermie-Syndrome

Klinik
- Hyperthermie + Rigor/Dyskinesien/Kloni + schwere autonome Funktionsstörung

Therapie

- Muskelaktivität minimieren (Diazepam 5 – 10 mg i. v., Narkose) + Auslöser eliminieren + Kühlen; evtl. Paralyse, evtl. spezifische Medikation
- malignes Neuroleptika-Syndrom (idiosynkratische Reaktion): Stop Neuroleptika; erwäge Dantrolen 1 mg/kgKG i. v. (WH bis 10 mg/kgKG)
- Serotonin-Syndrom: Stop alle problematischen Medikamente; erwäge Cyproheptadin 12 mg i. v., dann evtl. 2 mg alle 2 h
- maligne Hyperthermie (nach Inhalationsnarkotika oder Suxamethonium): Dantrolen 2,5 mg/kgKG i. v.; Wiederholung nach Bedarf
- schwere anticholinerge Vergiftung (→) s. Kap. 18

7.9 Hypothermie, Unterkühlung

Klinik
- Bewusstsein ↓, Bradykardie, RR ↓, AF ↓, Rigor

  Risiko: KFli, Schock; Fehldiagnose „Tod"; Hyperkaliämie

Schweregrad
1. leicht: 33 – 35 °C; Exzitation, Agitation
2. mäßig: 30 – 32 °C; Erschöpfung, Muskeltonus ↓, Atemdepression
3. schwer: 27 – 30 °C; Lähmung, Rigor, Reflexe ↓, Koma
4. Vita reducta: < 27 °C; „Kälte(schein)tod"; KFli oder Asystolie

Therapie
- behutsame Manipulationen: „gläserner Patient"; *Risiko* KFli
- O_2, möglichst 37 °C
- i. v. Zugang, NaCl möglichst 37 – 43 °C, 250 – 500 ml
- EKG-Monitor
- Kerntemperatur: Ohr (evtl. Rektum, ZVK)
- BZ

Wiedererwärmen

■ *Risiko* „Erwärmungsschock"

- warme Umgebung; nasse Kleider entfernen; Haut trocknen; *trockene* Leintücher/Decken
- Heizdecken; evtl. Wärmflaschen axillär, inguinal (*Risiko* Verbrennung); evtl. Bad 38–40 °C
- Erfrierungen steril abdecken
- *besser nicht*: Alkohol, Massage, Bradykardie-Therapie solange HF > 40/min (*Risiko* KFli)

Reanimation

- Defibrillator, SM, Medikamente: meist unwirksam solange < 30 °C
- Herzdruckmassage, Defibrillator: Standardvorgehen
- Intubation: durch möglichst Erfahrenen
- Medikamente: längere Zeitabstände zwischen Gaben, *Risiko* Akkumulation
- CPR-Dauer: nicht zu früh aufgeben („tot erst wenn warm und tot"); individuelle Einschätzung durch Erfahrenen: Hypothermie Ursache oder Folge? Hypoxie, Prognose?

Erwäge invasives Erwärmen

- bei Kerntemperatur < 30 °C u/o schwersten Symptomen
- Peritoneal-Lavage; Ösophagus-Wärmesonden; Herz-Lungen-Maschine; Hämodialyse

▦ Zusatzuntersuchungen

- EKG: Bradykardie, J-Welle (= Osborn-Welle); evtl. QRS breit, VHFli, QTc lang und andere Repolarisationsalterationen
- Thx-Rö
- BB; Na, K; CK, CK-MB, Troponin; Crea
- erwäge: BGA; Alkohol, Drogen, TSH

▨ Risikofaktoren

- Bewusstsein ↓ in kalter Umgebung:
  - Intoxikation/Medikamente: Alkohol, Sedativa, Opiate
  - Hypoglykämie, SHT
- Immobilität in kalter Umgebung:
  - sehr jung oder alt
  - Erschöpfung
  - Parkinson-Krankheit, Demenz

8   Abdomen

▒ **Differenzialdiagnose akute Bauchschmerzen**

Potenziell rasch tödlich
- Aortenruptur oder -dissektion
- Myokardinfarkt
- EU-Gravidität
- Milzruptur, Leberruptur

Akutes Abdomen = Schock + Abwehr + Schmerzen → chirurgisch

Rasche Diagnose ist kritisch
- Pankreatitis, nekrotisierend
- Peritonitis, Perforation
- Mesenterialinfarkt

Selten gefährlich, aber häufig
- Blähungen, Koprostase, Reizdarm, funktionell somatisch
- Gastroenteritis
- „unspezifische" Bauchschmerzen: Besserung ohne Identifizierung einer Ursache

▒ **Typische Lokalisationen**
Alle Ursachen können auch atypisch lokalisiert sein oder diffuse Bauchschmerzen verursachen. Typische Lokalisationen nach Quadranten zeigt die Abb. 8.**1**.

Weitere Lokalisationen sind
- epigastrisch: MCI; Aortenruptur/-dissektion; Ulkus, Gastritis, Urämie; Pankreatitis; Perikarditis
- periumbilikal: Aortenruptur/-dissektion, Pankreatitis, Appendizitis, Gastroenteritis, Ileus

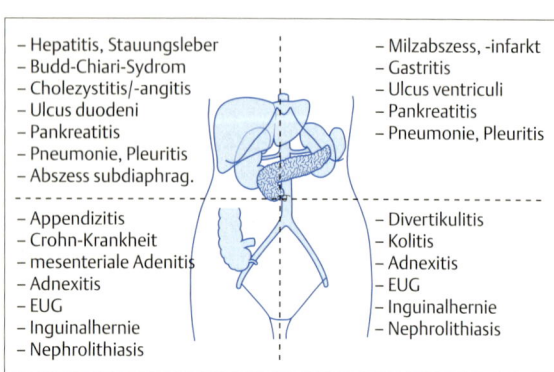

– Hepatitis, Stauungsleber
– Budd-Chiari-Sydrom
– Cholezystitis/-angitis
– Ulcus duodeni
– Pankreatitis
– Pneumonie, Pleuritis
– Abszess subdiaphrag.

– Milzabszess, -infarkt
– Gastritis
– Ulcus ventriculi
– Pankreatitis
– Pneumonie, Pleuritis

– Appendizitis
– Crohn-Krankheit
– mesenteriale Adenitis
– Adnexitis
– EUG
– Inguinalhernie
– Nephrolithiasis

– Divertikulitis
– Kolitis
– Adnexitis
– EUG
– Inguinalhernie
– Nephrolithiasis

Abb. 8.1 Ursachen für akute Bauchschmerzen: Lokalisationen nach Quadranten.

- Unterbauch median: Zystitis, Blasenobstruktion, schwanger, entzündliche Beckenerkrankung
- Flanke: Niere und Ureter (Nierenstein, Pyelonephritis, Nierenabszess, Nephritis, Glomerulonephritis, Infarkt, Papillennekrose, Blutung, Tumor); Aortenruptur/-dissektion; Milzinfarkt; radikulär, Herpes zoster, Muskel- und Rippenschmerzen, Pneumonie u/o Pleuritis
- diffus: Darm-Ischämie (Mesenterialinfarkt, Angina abdominalis); Peritonitis; Ileus; Gastroenteritis; entzündliche Darmerkrankung; familiäres Mittelmeerfieber; metabolisch/endokrin (DM-Ketoazidose, Porphyrie, Hyperkalziämie, Hyper-/Hypo-Thyreose)

Mesenterialinfarkt:
– Atherosklerose
– kardiale Embolie
– Dissektion
– Atheroembolie
– Vaskulitis

- Polyzythämie
- Sichelzellen
- Amyloidose

- nicht zu vergessen: Malignom; Endometriose, Präeklampsie, HELLP; Hämatom (Bauchdecke, -organe); Verwachsungen/Briden; kompliziertes Meckel-Divertikel (Obstruktion, Entzündung); Pfortaderthrombose, Niereninfarkt; Kollagenosen (SLE, Vaskulitis); Henoch-Schönlein-Purpura; Intoxikation (v.a. Blei, andere Schwermetalle); hämolytische Krise, Sichelzellkrise; Wirbelfraktur; neurogen: Herpes zoster, radikulär, Neuralgie, Tabes; Münchhausen-Syndrom

Anamnese
- Vorerkrankungen
- Schmerzbeginn abrupt, nicht graduell → Aortenruptur
- Schmerz in Wellen = Kolik: muskuläres Organ

Differenzialdiagnose Kolik:
- Gallenwege
- Darm
- Harnwege/Niere
- Uterus, Adnexe

- kürzliche Koloskopie oder Darm-Manipulation: Perforation? Milzruptur?
- Erbrechen: Frequenz, Material, Farbe? Schmerz *gefolgt von* Erbrechen: spricht für chirurgische Ursache (im Gegensatz zu Erbrechen *vor* Schmerzbeginn)
- Stuhl, Änderungen: Frequenz, Konsistenz, Farbe, Blut?
- Miktion, Änderungen: Frequenz, Beschwerden, Farbe, Blut?
- Assoziationen: Menstruation (Endometriose?); Mahlzeiten bessern: typisch für Ulcus *duodeni*

▨ **Status**

Inspektion
- Ikterus
- Venendilatation Bauch/Thorax, Caput medusae
- Narben, v.a.: bereits Appendektomie?
- Hernien
- Katheter
- Hämatom periumbilikal (Pankreatitis, retroperitoneale Blutung)

Peritonitis: Abwehrspannung, Klopfschmerz
- Loslassschmerz: bei Klopfschmerz unnötig
- typisch auch: Schmerzen bei Erschütterung (z.B. des Bettes)
- Differenzialdiagnose: gespannte Bauchdecke; infektiös, bakteriell; Perforation (Appendizitis, andere Darmabschnitte, andere Hohlorgane), Divertikulitis, Mesenterialinfarkt; familiäres Mittelmeerfieber; Kollagenose; Trauma, Katheter; DM-Ketoazidose

Digital-rektale Untersuchung
- Murphy-Zeichen: Inspiration während Druck (mit Hand oder Schallkopf) rechts subkostal führt zu Schmerzen ± Abbrechen der Inspiration → spricht für Cholezystitis

8.1   Akute Bauchschmerzen

▨ **Maßnahmen, Untersuchungen**
- i.v. Zugang, NaCl (→ Schock, s. Kap. 2); O_2
- SpO_2, HF, AF, RR, Temperatur
- frühere Arztberichte, Krankengeschichte
- BZ, Schwangerschaftstest; BB; Gerinnung; Crea, Harnstoff; GOT, GPT, ALP, Bilirubin, Amylase, Lipase; LDH; CK, CK-MB, Troponin; CRP; Na, Cl, K; Gerinnung; BGA, Lactat; erwäge: Blutkultur, Blutgruppe, Fragmentozyten, TG, ANA, Porphyrine
- Harn: Blut, Leukozyten, Eiweiß; Sediment

- EKG, v. a. bei epigastrischen Schmerzen und Älteren
- Sono: freie Flüssigkeit, Gas; Gallenwege; Niere, Harnwege, Blase; Pankreas; Ao.-Durchmesser; Uterus, Adnexe; Pleura

  Differenzialdiagnose freies Gas:
  – Perforation
  – rezente OP
  – Peritonealdialyse
  – Infektion
  – vaginale Insufflation (Wasserski, Oralverkehr)

- CT: niedrige Schwelle, weil für manche kritische DD aussagekräftiger als Abdomen-Rö
- Abdomen-Rö: v. a. bei Verdacht auf Perforation, Obstruktion/Ileus
- Thx-Rö: Pneumonie? Erguss? Subdiaphragmales Gas? Aerobilie?
- Hämoccult von Erbrochenem, Stuhl
- evtl. weitere Untersuchungen: Gynäkologe, Aszitespunktion

  Abdomen-Rö normal schließt nichts aus!

▓ Medikamente

Analgesie
- erleichtert oft Anamnese und erhöht Kooperationsfähigkeit
- „keine Analgesie weil Symptom-Maskierung" ist unmenschlich und problematisch
- erste Wahl bei schweren Schmerzen: Morphin 5 mg i. v. über 20 – 30 min
- evtl. Butylscopolamin (10 –)20 mg i. v.
- Koliken ($\rightarrow$) Gallenkolik, s.u.; ($\rightarrow$) Nierenkolik, Kap. 9

Weitere Medikamente
- Antiemetikum: Metoclopramid 10 mg i. v. oder s. c., Wiederholung nach Bedarf
- nüchtern lassen bis Entwarnung
- erwäge Antibiotika, (→) Initialtherapie bei Peritonitis, s. Kap. 7

▨ Endoskopie

Frühzeitig Kontaktaufnahme bei
- Hinweisen auf (→) GIT-Blutung (s. auch Kap. 2): Hämatemesis, Meläna, Hypotension/Schockzeichen, Anämie
- Gallenwegsobstruktion: erwäge endoskopische Sono (EUS), ERCP

▨ Zum Chirurgen

Je kritischer, desto schneller!

Bei Hinweisen oder Verdacht:
- Aortenruptur/-dissektion
- Milzruptur
- Peritonitis
- Perforation
- Mesenterialinfarkt
- Appendizitis, Cholezystitis
- Ileus

8.2 Gallenkolik

▨ Klinik
- Schmerz im rechten oberen Quadranten u/o Epigastrium, zieht oft in den Rücken, evtl. rechte Schulter; meist intensiv, maximale Intensität typisch nach 30–60 min; oft konstant für 1–5 h
- meist Unruhe, Suche nach komfortabelster Körperhaltung
- evtl. Nausea, Pleuritis rechts, Fieber

- evtl. Murphy-Zeichen positiv
- evtl. palpable Gallenblase
- evtl. Ikterus, Peritonitis

Untersuchungen
- Labor: BB, Bilirubin, LFP, ALP; CRP; BZ, Na, Cl, K, Ca; Gerinnung; Harn; Amylase, Lipase
- Sono: sensitivste Methode für Steine; evtl. gestaute Gallenwege/-blase, evtl. Hinweis auf Cholezystitis (Wanddicke ↑, Ödem, freie Flü; Murphy-Zeichen; evtl. Gas); DD: Aorta, Nieren
- CT: wichtig für DD; bei Zweifeln oder Verdacht auf Komplikationen (z. B. Perforation)

Sofortmaßnahmen
- NaCl 500 ml i. v.
- 1. Wahl: NSAR i. v./i. m., z. B. Diclofenac 75 mg, oder Ketorolac 30 mg; *nicht* bei Niereninsuffizienz, Ulkus, Allergie
- Butylscopolamin 20(−40) mg i. v., Wiederholung alle 4 – 6 h
- Pethidin (50 –)100 mg i. v. über 20 min; alternativ Morphin (5 –)10 mg i. v. über 20 – 30 min

Weitere Maßnahmen
- Antiemesis: Metoclopramid 10(−20) mg i. v./s. c.
- Kontaktaufnahme mit Chirurgie
- deutliche Infektzeichen (Fieber, CRP) oder Hinweis auf Cholezystitis: Blutkultur; Ceftriaxon 2 g i. v. ± Metronidazol 500 mg; alternativ Imipenem/Cilastatin 0,5 – 1 g i. v.
- erwäge endoskopische Sonographie (EUS), evtl. ERCP

8.3 Pankreatitis

Typische Klinik
- epigastrische Schmerzen: intensiv, konstant, ausstrahlend in den Rücken oder gürtelförmig
- meist Brechreiz
- evtl. Ikterus

▧ Ursachen

- am häufigsten Gallensteine und Alkohol
- idiopathisch, anatomische Anomalien, Infektion, Tumor
- Hyperlipidämie, Hyperparathyreoidismus, Hyperkalzi-ämie
- Mukoviszidose, Medikamente (Steroide, Thiazide, Azathioprin)
- Sepsis
- autoimmun, Vaskulitis
- Differenzialdiagnose: Schmerzen/Opiatwunsch bei chronischer Pankreatitis

▧ Diagnose

Pankreasenzyme
- Lipase (verglichen mit Amylase): spezifischer, HWZ länger
- Serum-Amylase kann normal sein; Amylase ↑ auch bei Cholezystitis, Magenperforation, Mesenterialinfarkt, Sepsis, Makroamylase, Speicheldrüsenerkrankung
- Harn-Amylase: länger nachweisbar als Serum-Amylase

Bildgebung
- beeinflusst frühe Entscheidungen selten
- Sono: Pankreas nur bei 15–50% gut darstellbar: evtl. Nekrosen, Zysten, freie Flüssigkeit; wichtig für Gallensteine, Gallenwege, Aorta
- CT mit KM (alt: MRT): wichtig für Differenzialdiagnose (s. → akutes Abdomen); frühes CT kann Schweregrad unterschätzen

Weitere Untersuchungen
- BB, BZ, Bilirubin, CRP, LDH; γ-GT, ALP, GOT, GPT; Crea, Na, Cl, K, Ca; Gerinnung; CK; evtl. Alkohol, BGA, TG, Protein, Parathormon

Schwere Pankreatitis

- Indikatoren für schwer: Patient wirkt krank; Hypotension, Schock- oder Sepsis-Zeichen, v.a. Bewusstseinstrübung; Funktionseinschränkung anderer Organe; Alter > 55; LDH ↑, CRP ↑; tatsächlicher Schweregrad oft erst im Verlauf klar
- in Zweifelsfällen: Reevaluierung in 4–6 h

Risiko: Schock, SIRS, (Multi-)Organversagen, ARDS, DIC, Blutung, Hypokalziämie, Thrombose (v.a. V. lienalis)

Wichtige Maßnahmen

- O_2, SpO_2, RR, HF, Temperatur
- i.v. Zugang, NaCl
- Hypovolämie-Ausgleich, wie (→) hypotensiver Schock (Kap. 2)
- Kontaktaufnahme mit Intensivstation
- Analgesie: Morphin 5 mg i.v. über 20–30 min, Wiederholung nach Bedarf; alternativ Pethidin 50–100 mg s.c./i.v. oder Buprenorphin 0,3–0,6 mg langsam i.v.
- Antiemesis: Metoclopramid 10 mg i.v./s.c., evtl. Wiederholung
- Antibiotika-Prophylaxe ist umstritten; gut vertretbar bei Nekrosen > 30%: Imipenem/Cilastatin 3–4 × 0,5–1 g i.v., oder Ciprofloxacin 2 × 200 mg i.v. (± Metronidazol)
- PPI; erwäge Thromboseprophylaxe mit NMH
- möglichst enterale Ernährung, nach Verträglichkeit; Pause nur bei Erbrechen
- erwäge EUS; evtl. ERCP: bei Verdacht auf biliäre Pankreatitis

8.4 Ileus

▦ Definition
- Ileus = Obstruktion oder Stillstand der Darmpassage

▦ Hinweise
- Darmgeräusche fehlend oder metallisch (wenn obstruktiver Ileus)
- evtl. Erbrechen, Stuhlerbrechen (Miserere), Koliken, Peritonitis, Schockzeichen
- auch Durchfall ist möglich

▦ Ursachen
- mechanisch: Tumor (neoplastisch, entzündlich), Fremdkörper, Gallenstein; Invagination, Volvulus, Hernie, Briden
- paralytisch: postoperativ, entzündliche Darmerkrankung; Hypokaliämie, Intoxikation (Blei, andere Schwermetalle); Mesenterialinfarkt; Porphyrie; Morphin
- Pseudo-Obstruktion: typisch bei Älteren mit anticholinergen Medikamenten (v. a. Antidepressiva): hochgradige Dilatation des Kolons durch Gas oder Stuhl

▦ Untersuchungen
- überprüfe Hernien: inguinal, umbilikal, femoral
- HF, SpO$_2$, RR, Temperatur
- Abdomen-Rö: Gas? Spiegel?
- Sono: Darmmotilität, Gas, freie Flüssigkeit?
- Na, Cl, K, Crea, BZ, Lipase, Amylase, BB, BGA, Lactat, LFP, evtl. Blutkulturen, Porphyrine/δ-Aminolävulinsäure
- evtl. CT, Chirurg

▦ Therapie
- erwäge Entlastung mittels Magensonde und Aspiration

Paralytischer Ileus
- Dunstwickel/feucht-heiße Kompresse; evtl. Einlauf
- Opiate möglichst reduzieren; NSAR gegen Schmerzen; erwäge Naloxon 1 – 4 mg i.v. alle 6 h
- evtl. Prokinetika: Metoclopramid 10 – 20 mg i.v.; oder Erythromycin 250 – 500 mg i.v.; erwäge Distigmin 2 × 0,5 mg i.m.

Mechanischer Ileus
- → Chirurg
- palliative Behandlung bei Inoperablen u/o Todgeweihten: Butylscopolamin 20 – 40 mg i.v./s.c. reduziert Darmsekrete

Pseudo-Obstruktion
- massiv Darmgas: evtl. koloskopische Dekompression
- Koprostase: evtl. Einlauf, evtl. manuelles Ausräumen

8.5 Gastrointestinale Blutung

Hinweise
- Hypotension, Schockzeichen, Synkope, Orthostase-Intoleranz, niedrige RR-Amplitude
- Hämatemesis (kaffeesatzartig oder rot; Haemoccult pos.)
- Meläna = Teerstuhl (schwarz *und* klebrig/glänzend)
- Hämatochezie (rotes Blut aus Anus)

Hämatochezie:
- obere GIT-Blutung möglich (wenn massiv)
- untere GIT-Blutung wahrscheinlich

Meläna:
- obere GIT-Blutung wahrscheinlich
- untere GIT-Blutung möglich

- erwäge Aspiration des Magens (Blut?) mittels nasogastrischer Sonde in ausgewählten Zweifelsfällen: kein Erbrechen, Endoskopie nicht sofort verfügbar; *Cave*: Ösophagusvarizen, Bewusstseinstrübung, Aspiration

Bei *jedem* Verdacht auf GIT-Blutung:
– digital-rektale Untersuchung
– mit Hämoccult

Anamnese
- chronische Lebererkrankung?
- NSAR, Cumarin, Steroid?
- Z.n. Aorten-OP?
- Ulkus?
- Kolitis?
- digital-rektale Untersuchung: frisch rot? Raumforderung tastbar?

Endoskopie: je schwerer die Blutung, desto früher

Ursachen
- Ulkus oder Erosionen
- Tumor, maligne oder benigne
- Angiodysplasie, Osler-Syndrom
- selten: aortoenterische Fistel, Gerinnungs- oder Plättchenstörung

Obere GIT-Blutung
- bei ~ 80 % (Ösophagus, Magen, Duodenum)
- Ösophagusvarizen (portale Hypertension)
- Gastritis: erosiv (NSAR, Steroid, Urämie), kongestiv (Rechtsherzinsuffizienz, portale Hypertension), ischämisch
- Mallory-Weiss-Syndrom (Schleimhautriss): typisch nach Erbrechen, nach Alkoholexzess

Untere GIT-Blutung
- seltener als obere ($\sim 20\%$ aller akuten GIT-Blutungen)
- Angiodysplasie, Divertikel, Hämorrhoiden
- Kolitis, Ischämie
- nach interventioneller Endoskopie

▨ Sofortmaßnahmen
- O_2, evtl. Schocklagerung
- Monitor: EKG, SpO_2, RR
- i.v. Zugang: großes Lumen, am besten *zwei* i.v. Zugänge; NaCl 500 ml
- BB *sofort*; Crea, Harnstoff; Gerinnung; Elektrolyte; LFP; Blutgruppe

Blutbild:
- kann normal sein (früh)
- unterschätzt Blutverlust
- Kontrolle in 30 – 60 min!

▨ Schwere Blutung

Schwere Blutung $\rightarrow$ Schockzeichen, Hypovolämie oder hohes Risiko
Ziele:
- Ziel-RR 100 mm Hg
- Ziel-Hb 9 – 10 g/dl
nicht höher!

- Volumenausgleich und Stabilisierung: NaCl oder Ringer i.v. 1 – 2 l; wenn weiterhin Schockzeichen: Kolloid; Ziel: RR $\sim$ 100 mm Hg, *nicht höher* (*Risiko* Blutung ↑)
- erwäge Intubation: v.a. bei Bewusstsein ↓, Kooperation ↓, Aspiration, anhaltendem Erbrechen oder $SpO_2 < 90$; evtl. Anästhesisten beiziehen
- Ery-K 4 – 6 E, Ziel: Hb 9 – 10 g/dl, *nicht höher*
- Terlipressin 1 – 2 mg i.v., 1 mg alle 4 – 6 h; v.a. bei Varizenblutung; problematisch bei schwerer Arteriosklerose

- PPI, z. B. Pantoprazol 40(−80) mg i. v.
- Notfall-Gastroskopie; Koloskopie wenn untere GIT-Blutung sehr wahrscheinlich (Vorgeschichte, voluminöse Hämatochezie)
- Blasenkatheter
- Gerinnungsstörung: erwäge FFP, PCC, evtl. Vitamin K 10 mg i. v.

Gastroskopie
- *sofort* wenn hohes Risiko, andernfalls innerhalb 12–24 h

  hohes Risiko:
  - (Vd.) schwere Blutung
  - chronische Lebererkrankung
  - schwere Komorbidität
  - Alter > 60
  - Gerinnungsstörung
  - lehnt Blutprodukte ab

→ Gastroskopie sofort
→ ICU, Überwachungsbett
- durch möglichst Erfahrenen, möglichst mit 1–2 Helfern
- O_2, Monitor: EKG, SpO_2, RR
- erwäge Antibiotikum, z. B. Ciprofloxacin 400 mg oder Ceftriaxon 2 g i. v., v. a. bei Varizenblutung

Endoskopisch nicht stillbare Blutung
- Angiographie mit evtl. Embolisation; evtl. TIPS
- Akut-Chirurgie (Exploration, Resektion)

Weitere Maßnahmen
- Monitor an Überwachungseinheit: Puls, RR, Harn/h, BB; bei hohem Rezidivrisiko für ~24 h
- *keine* festen Speisen solange nicht 4–6 h hämodynamisch stabil, und solange noch Endoskopie(-Kontrolle) zu erwarten
- erwäge PPI kont. i. v., z. B. Pantoprazol 8 mg/h (nach Bolus 80 mg): bei Ulkusblutung mit hohem Rezidivrisiko

- erwäge Tranexamsäure 1 g i. v., evtl. alle 6 h
- erwäge TK 5 – 8 E: wenn Thrombozyten < 50 G/l

Risiko Rezidivblutung
- wird oft unterschätzt
- nur endoskopisch definierbar

Ösophagusvarizenblutung: Besonderheiten

Behandlung wie andere obere GIT-Blutung, zusätzlich:
- erwäge Intubation
- Terlipressin 1 – 2 mg i. v., 1 mg alle 4 – 6 h
- Endoskopie erfolglos: erwäge Ballontamponade ($\rightarrow$), TIPS
- Antibiotikum: Ciprofloxacin 200 mg i. v.; alternativ AmoxiClav 2 – 3 × 2,2 g i. v.; 7 Tage lang oder bis 3 Tage nach Blutungsstop

Ballontamponade

Indikation
- Überbrückung bei erfolgloser Endoskopie

Risiken
- Drucknekrosen, Ulkus, Perforation, Aspiration, Rezidivblutung (50 %)

Durchführung
- erwäge Intubation vor Einführen
- Oberkörper hoch
- Gleitmittel auf Sonde
- Einführen bevorzugt durch die Nase; bis 50-cm-Marke
- Ballon mit Luft (± Kontrastmittel) füllen, Manometer-Kontrolle: Druck max. 40 mm Hg
- Linton-Nachlas-Sonde: technisch einfacher, wirksam bei Fundusvarizen
- Sengstaken-Blakemore-Sonde: Magenballon mit 200 ml füllen, zurückziehen, Zug 0,5 – 1 kg; Lagekontrolle (Auskultation, Magen, Thx-Rö), dann Ösophagusballon mit

100 ml Luft (± Kontrastmittel) füllen, Druck max.
40 mm Hg
- Thx-Rö: Lagekontrolle möglichst sofort
- stündliche Kontrollen: Sondendruck (Ziel 30 – 40 mm Hg),
  Aspiration (Blut?)
- Entblocken nach 12 h; Entfernung möglichst innerhalb
  von 24 h

8.6 Akute Gastroenteritis

▦ Klinik

Schwere Gastroenteritis
- Dehydration oder Gewichtsverlust, Fieber, Elektrolytent-
  gleisung
- ≥ 6 Stühle täglich; blutige Stühle
- Krankheitsdauer > 48 h
- heftige Bauchschmerzen bei Alter > 50 oder bei Immunsuppression

Schwere Dehydration:
– Turgor ↓
– Axillen trocken
– Bewusstsein ↓
– Tachykardie
– Orthostase-Intoleranz

▦ Sofortmaßnahmen
- i.v. Zugang, NaCl 500 ml
- Dehydration: Schweregrad einschätzen; ausgleichen mit
  NaCl, Ringer, u/o Glucose 10 %
- bei schwerem Erbrechen: Metoclopramid 10 mg i.v./s.c./
  i.m.
- Temperatur, HF, RR; Körpergewicht

▨ Differenzialdiagnose

- Lebensmittelvergiftung
- Infektion
- Antibiotika-induziert
- außerdem: Medikamente, Overflow-Diarrhö bei Passagehindernis (Koprostase, Tumor), Chemotherapie, Bestrahlung, chronisch-entzündliche Darmerkrankung
- seltener: Ischämie, Vergiftung; Lebensmittelallergie oder -unverträglichkeit (z. B. Lactasemangel); Karzinoid; Zöliakie

Durch Medikamente:
- – Laxanzien
- – NSAR
- – Theophyllin u. a.

Toxin vs. Infektion

- Symptome < 6 – 8 h nach Mahlzeit: bakterielle Toxine; nicht zu vergessen: Arsen, Quecksilber, Thallium; Rizin
- verdächtige Lebensmittel: unpasteurisierte Milchprodukte, Fleisch, Fisch, Eier, Pilze

Blutig ± Schleim

- Shigella, Salmonella, Campylobacter, Clostridium (selten: 5 %), E. coli O157, Colitis ulcerosa, Ischämie, Tumor

Fisch

- diverse Bakterien, auch Cholera
- Scombrotoxin (durch Histamin-produzierende Bakterien auf Fisch, z. B. Thunfisch): + Erythem, Juckreiz, evtl. auch Bauchschmerzen, Asthma, Parästhesien; meist selbstlimitiert; Therapie: evtl. Antihistaminika
- Ciguatera (durch Toxin in großen Raubfischen): + Parästhesien; evtl. Hypotension, Koma

Zusatzuntersuchungen

- Labor: BZ, BB, Na, Cl, K, BGA, BZ; Crea, Osmo; Gerinnung; LFP, Albumin
- Stuhlmikroskopie und -kultur (alt. Abstrich rektal) wenn: schwer krank, Fieber $\geq 38°C$, Symptome $> 48 h$; blutige Stühle; kürzliche Reise in Endemiegebiet, Beruf mit Lebensmitteln; Immunsuppression (HIV, Medikamente)
- Blutkultur: wenn Fieber $> 38°C$
- Clostridium-Toxin aus Stuhl: wenn Antibiotika in letzten 4 – 10 Tagen
- Stuhl: Hämoccult, Leuko u/o Transferrin pos. → spricht für Antibiose
- Abdomen-Rö: bei Peritonitis-Zeichen, Verdacht auf toxisches Megakolon

Therapie

Rehydratation
- möglichst oral, nach Toleranz
- kleine Portionen, aber häufig

Antibiotika
Nur für definierte Patienten → erwäge:
- bei Amöbiasis, Giardiasis, Campylobacter, Shigella
- bei invasiver Infektion: hohes Fieber, Hämoccult pos., Leuko im Stuhl
- Ciprofloxacin 2 – 3 × 400 mg i.v. ± Metronidazol 3 × 500 mg i.v.; Anpassung nach Vorliegen der Stuhlkultur

Antiperistalsis
- *nicht* bei (Vd.) invasive Infektion: hohes Fieber, Sepsis oder blutige Stühle; *nicht* bei Immunsuppression
- bei Fieberfreien mit quälend häufigen Durchfällen: Loperamid 4 mg p.o., dann 2 mg nach jedem Durchfall, max. 8(– 16) mg/Tag

Clostridium difficile

- möglichst *keine* Antibiotika
- 1–2 Stühle tgl.: keine Medikamente/Antibiotika erforderlich
- ≥ 3 Stühle: Metronidazol 500 mg p.o. 3 × für 7–10 Tage, i.v. wenn p.o. nicht möglich
- Vancomycin 4 × 250–500 mg p.o.: wenn Metronidazol ineffektiv

8.7 Akutes Leberversagen

▦ Klinik

- Bewusstsein ↓ bzw. Enzephalopathie mit Ikterus, Fötor hepaticus oder anderen Hinweisen auf schwere Lebererkrankung: Vorgeschichte, Leber-Haut-Zeichen (Lackzunge, Palmarerythem, Spider-Naevi), Gynäkomastie, geringe Sekundärbehaarung, Aszites;
- INR ≥ 1,5

  Risiken:
  - Aspiration, Hypoxie
  - Hypoglykämie
  - Blutung
  - Hypotension
  - Nierenversagen
  - Infektion
  - Hirnödem

▦ Auslösende Ursachen

- Dekompensation bei chronischer Lebererkrankung durch: GIT-Blutung, Medikamente (Sedativa, Diuretika), Hypoglykämie, Infektion (v.a. spontan-bakterielle Peritonitis), Alkohol-Exzess, akute virale Hepatitis, OP, andere interkurrente Erkrankungen
- akutes Leberversagen: Virushepatitis, Vergiftung (Paracetamol, Knollenblätterpilz, Tetrachlorkohlenwasserstoff)

- selten: Schwangerschaftskomplikation (akute Fettleberhepatitis, HELLP); autoimmun; idiosynkratische Medikamentenreaktion (NSAR, Tuberkulostatika, Statine, Glitazone, Halothan, Antiepileptika u.a.); Venenverschluss (Budd-Chiari-Syndrom, Veno-occlusive Disease); Wilson-Krankheit; ischämisch

Sofortmaßnahmen

- BZ
- i.v. Zugang, Glucose 10% 1.000 ml über 12 h
- Monitor, SpO_2, Blutdruck
- kontaktiere Intensivstation
- erwäge Intubation und Endoskopie

Weitere Maßnahmen

Akutes Leberversagen: frühzeitig Kontakt mit Lebertransplantationszentrum

- Labor: BB, BZ; Gerinnung (PT/INR, aPTT, Fibrinogen, evtl. Faktoren V und VIII); GOT, GPT, ALP, γ-GT, Bilirubin gesamt und direkt, LDH; Cholinesterase, Amylase, Lipase; Lactat, Ammoniak; Na, K, Cl, BGA; Crea, Harnstoff; Ca, PO_4; Blutgruppe; Albumin
- erwäge: Schwangerschaftstest; Serologie (Hepatitis, EBV, CMV), ANA, AMA, Eisen, Transferrin, Ferritin, $α_1$-Antitrypsin, Elektrophorese, Kupfer, Coeruloplasmin, Paracetamol
- Blutkultur, Harn und Harnkultur, evtl. Aszitespunktion ($\to$ Kultur)
- PPI i.v., z.B. Pantoprazol 40 mg
- Antibiotika frühzeitig: Ciprofloxacin 200 mg i.v.
- Epilepsie: Phenytoin 150–250 mg i.v., evtl. Wiederholung nach 20 min; erwäge niedrig dosiertes Benzodiazepin
- Vitamin K 5–10 mg i.v. oder s.c.
- korrigiere evtl. Anämie (Ziel Hb 9–10)
- BZ-Kontrolle stündlich

Zurückhaltung mit
- NaCl
- Sedierung; wenn unvermeidlich: Midazolam Boli
à 1 – 2 mg, alternativ Propofol

▫ **Paracetamol-Vergiftung**
- Paracetamol = Acetaminophen
- NAC so früh wie möglich, wenn Vergiftungsverdacht
- Vergiftungszentrale

Paracetamol-Vergiftung: N-Acetylcystein (NAC) i. v.:
- 150 mg/kgKG über 15 min
- 50 mg/kgKG über 4 h
- 100 mg/kgKG über 16 h

▫ **Schweregrad der Enzephalopathie**
- I Verhaltensstörung, Bewusstseinsstörung nur minimal
- II Verwirrtheit, Benommenheit, unangebrachtes Verhalten
- III hochgradig verwirrt, somnolent, durch Ansprechen weckbar
- IV Koma, keine Reaktion auf Schmerzreiz

8.8 Aszites, Aszitespunktion

Ziel bei den meisten Patienten ist Komfort und Lebensqualität, *nicht* völlige Aszites-Freiheit → geringen Aszites *nicht aggressiv* behandeln.

▫ **Ursachen**
- Leberzirrhose (∼ 80 %) oder akute Lebererkrankung
- Pfortaderthrombose
- Rechtsherzinsuffizienz
- Malignom

- Peritonitis, Darmischämie, Milzinfarkt; Pankreatitis
- gynäkologische Ursachen
- selten: Hämodialyse, Lymph- oder Ureterleck, nephrotisches Syndrom, Hypothyreose
- Differenzialdiagnose: Blutung!

Verdacht auf voluminösen Aszites
- gespannte Bauchdecken über Thoraxniveau
- Perkussion: Flankendämpfung mit „verschieblicher Dämpfung" (Grenze Gas-Dämpfung in Rückenlage verschiebt sich mit Seitenlage deutlich)

Bildgebung
- Sono: Aszites-Ausdehnung, Zirrhosehinweise, Milzgröße
- Echo: RV-Funktion
- CT in Einzelfällen

Zusatzuntersuchungen
- BB, Gerinnung; BZ; CRP; LDH, Amylase, Lipase, LFP, Protein, KOD; TSH; Harn, Harneiweiß
- erwäge: Mantoux, Tumorsuche, α-1-Fetoprotein

Akute Aszitespunktion (Parazentese)
Indikationen
- diagnostisch: Verdacht auf Blutung oder Peritonitis
- therapeutisch: voluminöser Aszites mit (schmerzhafter) Spannung; Atemnot durch Zwerchfellhochstand; Diuretika-resistent
- bei allen anderen: NaCl- und Flüssigkeitsrestriktion, Diuretika (v.a. Spironolacton)

Kontraindikationen
- Infektion der Bauchwand
- schwere Gerinnungsstörung (i.A. sicher: INR <1,5 und Thrombozyten >50–70 G/l)
- Schwangerschaft

Risiken:
- Blutung, Verletzung von Bauchorganen, Infektion, persistierendes Leck
- nach großvolumiger Parazentese: Hypovolämie, Schock, Nierenversagen

Durchführung
- Aspiration für Diagnostik: mit geschlossenem System: Zellzählung (BB), Bakteriologie, Tbc, Zytologie, Protein, Albumin, Glucose, Amylase, LDH, Bilirubin, evtl. TG
- therapeutische Punktion: Saugflasche bevorzugt

Vorbereitung
- überprüfe BB, Thrombozyten, PT, aPTT, Fibrinogen
- überprüfe Material (Lidocain, Spritzen, großlumige Plastikkanüle mit Mandrin, Dreiweghahn, Probenröhrchen, Vakuumcontainer)
- Patient in (erhöhter) Rückenlage, nach Komfort
- bevorzugte Punktionsstelle: lateral des M. rectus abdom., links, 2–4 cm unterhalb des Nabels
- Sono-Kontrolle:
  - sichere und ergiebige Punktionsstelle/-seite
  - *vermeide* Bauchwandgefäße, v. a. Varizen
  - markiere Punktionsstelle
- sterile Handschuhe; evtl. Mundschutz
- Haut reinigen, desinfizieren; steril abdecken

Punktion
- Lokalanästhesie (LA): in 2-mm-Schritten unter Aspiration vorschieben, LA-Depot, nächste 2 mm; bis Aszites zu aspirieren
- LA-Nadel herausziehen
- LA 1–2 min einwirken lassen
- Punktionskanüle an selber Einstichstelle unter Aspiration langsam vorschieben, bis Aspiration von Flüssigkeit
- Aspiration
- beenden, sobald angestrebtes Volumen erreicht, i.d.R. bei 5 l

Nachbetreuung

- Kanüle entfernen, Kompression der Punktionsstelle
- steriler Verband
- Dokumentation
- Observation: 3 – 4 h
- Albumin: nur wenn > 5 l entfernt → 5 (– 10) g Albumin pro entferntem Liter

9 Niere

9.1 Nierenkolik

▣ Definition
- Nierenkolik = Flankenschmerz durch Stein (oder Blut) im Ureter

▣ Klinik
- Flankenschmerz, zieht oft in Leiste/Genitale; maximale Intensität nach 30–60 min oder länger; oft konstant; meist sehr intensiv
- meist Unruhe, Suche nach komfortabelster Körperhaltung
- evtl. Nausea, Harndrang

▣ Diagnose
- intensive Flankenschmerzen + Hämaturie (+ evtl. Vorgeschichte)
- Labor: Harn; BB, CRP; Ca; Gerinnung; Bilirubin, LFP, ALP; Amylase, Lipase; BZ, Na, Cl, K
- Sono: häufig unauff., evtl. Nierenstau; DD. Dissektion
- CT:
  - wichtig für Differenzialdiagnose – *mit* KM
  - 1. Wahl für Stein bei unauffälliger Sono – *ohne* KM!
- evtl. i. v. Pyelogramm

▣ Therapie
- 1. Wahl: NSAR i. v., z. B. Diclofenac 75 mg, oder Ketorolac 30 mg i. v./i. m.; *nicht* bei Niereninsuffizienz, Allergie, Ulkus, Dehydration, Herzinsuffizienz
- evtl. Pethidin (50–)100 mg i. v. über 20 min; alternativ Morphin (5–)10 mg i. v. über 20–30 min
- evtl. Butylscopolamin 20(–40) mg i. v.
- evtl. Desmopressin (DDAVP) Nasenspray 4 Hübe (40 μg); oder 1 × i. v. 0,3 μg/kgKG

▨ Weitere Maßnahmen

- Antiemesis: Metoclopramid $10(-20)$ mg i.v./s.c.
- NaCl 500 ml i.v.
- Harn: (Mikro-)Hämaturie?
- Sono: Stau oder abnorme Nieren → Urologie
- Infektzeichen (Fieber, Harn, CRP) oder Verdacht auf Pyelonephritis: erwäge Blutkultur; Ciprofloxacin 200 mg oder Ceftriaxon 2 g i.v.
- versuche Stein für Analyse zu gewinnen (z.B. Miktion durch Sieb, z.B. Aquariumsieb)

9.2 Akute Niereninsuffizienz

▨ Klinik

- früh: oft symptomlos; evtl. Änderung des Harns (Frequenz, Farbe), evtl. Schmerzen lumbal u/o Flanken
- fortgeschritten: Krankheitsgefühl; Azidose (Kussmaul-Atmung); evtl. Gastritis; evtl. Oligo- oder Anurie; evtl. Flüssigkeitseinlagerung (Ödeme, Lungenstauung, Ergüsse), Hypertonie, Anämie

Häufig unterschätzt: Crea 1,5 mg/dl kann bedeuten Nierenfunktion halbiert.

▨ Erste Schritte

1. Basisevaluierung

- Vitalzeichen: HF, RR, SpO_2, Temperatur
- Anamnese: Beschwerden, seit wann; Harn (Farbe, Frequenz, Änderungen), Vorerkrankungen, Prämedikation
- Status: Atemnot, AF; Dehydration; Ödeme, Lungenstau; Blutung, auffällige Haut? Körpergewicht
- Akutlabor: BB; Crea, Harnstoff; Na, Cl, K, BGA, Ca, PO_4; Protein, KOD; CRP; CK, LDH; Harnsäure; Gerinnung, Fragmentozyten
- Harn: Mikroskopie – Sediment; Na, Cl, K, Crea, Osmo; evtl. Kultur, Myoglobin

Ursachen:
- Obstruktion?
- prärenal?
- renal?
- Kombination?

2. Sonographie: Obstruktion?
- riesige (obstruierte) Blase → erwäge Blasenkatheter
- Obstruktion (Nieren, Blase) → Urologie
- Ursachen für Obstruktion: Stein, Prostata, Tumor, (inflammatorisches) Aortenaneurysma; retroperitoneale Fibrose
- Nierengröße, Zystennieren, Parenchymdichte und -breite
- Doppler: Stenose, Infarkt

3. Rehydratation

Rehydratation ist für viele Patienten die wirksamste Intervention.

- besonders entschlossen bei Dehydration
- *nicht* bei: Flüssigkeitseinlagerung, Lungenstauung; postrenaler Obstruktion; Hypertonie
- Serum-Na ~ normal: NaCl isoton oder halbisoton (NaCl 0,9% und Glucose 5% zu gleichen Teilen)
- Serum-Na > 145 – 150: NaCl halbisoton oder Glucose 5%
- Serum-Na 120 – 135: NaCl isoton
- Serum-Na < 120: erwäge NaCl hyperton
- Blutung: erwäge Ery-K

4. Weitere Maßnahmen
- Thx-Rö: Blutung, Überwässerung, Erguss, Infiltrat, Raumforderung?

Erwäge nach Schweregrad und Klinik:
- Speziallabor: Blutkultur; Diff.BB, AST, ANA, ANCA, Glomerulus-Basalmembran-Antikörper, C3, C4, Serum-Elphor; BSG, Myoglobin, Bilirubin, freies Hb, Haptoglobin, Fragmentozyten

- Harn: Cl, K, Kultur, Myoglobin, Bence-Jones-Reaktion
- Blasenkatheter (Harn gewinnen, Flussrate monitorisieren)
- CT (möglichst ohne KM): v. a. wenn Sono nicht aussagekräftig

◼ Akut oder chronisch?

Für akute Niereninsuffizienz sprechen
- Fieber, Schmerzen; Änderung von Harnfarbe oder -frequenz
- Crea-Anstieg verglichen mit Vorbefund
- Anurie
- große Nieren ($> 11 - 12$ cm)
- Hb normal (Tipp: Bei Zystennieren kann Hb auch bei chronischem Nierenversagen normal bleiben)
- $PO_4 \uparrow$, Calcium $\downarrow$

◼ Schweregrad

Für schwere/fortgeschrittene Niereninsuffizienz sprechen
- Lungenödem, Sepsis, Blutdruckkrise, Schock
- Hyperkaliämie (K $> 6{,}5 - 7$ mmol/l) mit EKG-Alarmzeichen
- Oligoanurie ($< 0{,}3$ bzw. $< 0{,}5$ ml/kgKG/h für $6 - 12$ h)
- Crea > 3 mg/dl, neu
- systemische Entzündungszeichen, CRP $> 5 - 10$ mg/dl
- Thrombopenie, Fragmentozyten

Akut bedrohliche, seltene Ursachen
Frühzeitig Erfahrenen beiziehen bei Hinweis auf:
- Vaskulitis, z. B. Wegener-Granulomatose (ANCA, CRP), Goodpasture-Syndrom (Glomerulus-Basalmembran-Antikörper): *Risiko* Lungenblutung; → Steroid, Immunsuppression
- thrombotisch-thrombozytopenische Purpura (TTP), hämolytisch-urämisches Syndrom (HUS): Thrombopenie, Fragmentozyten $> 10\%$ (mikroangiopathische Hämolyse); → Plasmapherese mit FFP

- systemischer Lupus erythematodes (SLE): Entzündungszeichen + zusätzliche nicht renale Organhinweise; → Steroid, Immunsuppression
- akute Glomerulonephritis:
  - Klinik: Hypertonie, Ödeme, Fieber
  - Diagnose: Harnsediment, Blutdruck, Labor (Crea, Harnstoff, CRP, Elektrolyte)
  - Therapie: Blutdruck senken, Diuretika, Antibiotika

Mild oder unbestimmt
- Verlauf beobachten über mindestens 12 h: Befinden, Harnvolumen, Crea, CRP, Na, K, evtl. BGA
- i.v. Volumengabe nach geschätztem Dehydrationsgrad und Toleranz, i.d.R. NaCl (1.000 –)2.000 ml in 12 h

Hämodialyse
- frühzeitig Kontaktaufnahme mit Dialysearzt (Vorbereitung von Dialyseplatz und Patient – v. a. ZVK; Gerinnungslabor), wenn:
  - schwere Hyperkaliämie: K > 6,5 – 7 *und* EKG-Veränderungen u/o Muskelschwäche
  - (drohendes) Lungenödem *und* (Oligo-)Anurie
  - urämische Enzephalopathie
  - Perikarderguss
  - schwere Azidose (pH < 7,1)
  - Harnstoff > 200 – 300 mg/dl
- In Dialyse-Entscheidung (ob, wie akut) fließen mit ein: wahrscheinlicher unmittelbarer Krankheitsverlauf, Erfolgswahrscheinlichkeit konservativer Therapie, Azidose-Grad, klinische Urämiezeichen, Dysnatriämie, Hypertonie.

Diuretika
- *nicht* routinemäßig
- *nicht* bei: Dehydration, postrenaler Obstruktion

Versuch vertretbar nach adäquatem Volumenausgleich bei
- anhaltender Anurie
- schwerer Rhabdomyolyse, Hämolyse, Tumorlyse
- renal eliminierten Giften, z. B. Lithium, Salicylate

Dosis
- Furosemid 40–100 mg i.v, oder 10–20 mg/h kont. i. v.
- evtl. Dosis × 2 wenn kein Effekt in 1–2 h, evtl. + Thiazid
- Stop wenn nach 2 h alles ineffektiv

Weitere Maßnahmen
- Noxen möglichst absetzen und *vermeiden*: Rö-KM, NSAR, ACE-Hemmer, Aminoglycoside
- *vermeide* auch: Dopamin in „Nierendosis"; Diuretika; Mannit

Bei schwerer Niereninsuffizienz
- überprüfe Dosierung aller Medikamente, passe Dosis an Nierenfunktion an
- PPI, z. B. Pantoprazol 40 mg i. v./p. o.
- Harnblasenkatheter und Flüssigkeitsbilanz: täglich wiegen; Ein-/Ausfuhr; erlaubte Flüssigkeitszufuhr = Ausfuhr + 500 ml (+1.000 ml pro 1 °C über 37 °C)
- Diät: möglichst enteral; kalorienreich (35 kcal/kgKG/Tag), eiweißarm (25–40 g Eiweiß/Tag), kaliumarm (<30 mval/Tag), natriumarm (<15 mval/Tag)

Prärenale und renale Ursachen
- beide können gleichzeitig bestehen, können ineinander übergehen.
- für prärenal sprechen v. a.:
  - klinische Zeichen für Dehydration und Hypovolämie, Harnstoff: Crea (in mg/dl) >40
  - FE_{Na} <1 %, Harn-Na <20, Harn-Osmo >500
  - Nach Diuretika sind FE_{Na} und Harn-Na nicht mehr aussagekräftig.

FE_{Na} (%) = Fraktionierte Natrium-Exkretion =

$$100 \times \frac{\text{Plasma-Crea} \times \text{Harn-Na}}{\text{Plasma-Na} \times \text{Harn-Crea}}$$

Prärenal

- Dehydration: Erbrechen, Durchfall, intensive Diurese, schwere Hyperglykämie, Fieber/Hyperthermie
- Hypovolämie/Schock (→ Kap. 2): Blutung, schwerer Infekt, iatrogen (Antihypertensiva), Verlust in „3. Raum": Pankreatitis, Ileus
- schwere Herz- oder Leberinsuffizienz

Renal

- Hypoperfusion, Ischämie: protrahierter Schock, Sepsis, Gefäßverschluss (Arterien, Venen; Embolie: Endokarditis, Atheroembolie); Nierenarterienstenose bds.
- Medikamente: v.a. NSAR, Rö-KM, ACEI, ARB; außerdem: Aminoglycoside, Diuretika, Amphotericin B, Cyclosporin A, Tacrolimus, Cisplatin und andere Zytostatika
- Glomerulonephritis: Goodpasture-Syndrom, Wegener-Granulomatose, SLE, Poststreptokokkennephritis
- Häm-Eisen: Rhabdomyolyse, Hämolyse
- Vergiftung, selten: Pilze (Orellanus, Amanita), Absinth
- Pyelonephritis, akute interstitielle Nephritis
- TTP, HUS
- maligner Hochdruck

▨ Röntgen-Kontrastmittel

- manchmal unvermeidlich: CAG, Verdacht auf schwere PE
- Abwägung von erwartetem Nutzen gegen Risiken
- Metformin: nach KM für 48 h pausieren

Alternativen

- CT mit Gadolinium als KM: nicht nephrotoxisch, aber teuer; Risiko systemische Fibrose
- MRT

Risikoreduktion für unvermeidliche Akutuntersuchung

- *vermeide*: Diuretika, hypertones NaCl, Dopamin
- evtl. N-Acetylcystein vor KM: 150 mg/kgKG in NaCl 500 ml über 30 min; nach KM: NAC 50 mg/kgKG in NaCl 500 ml über 4 h
- oder NaBic 8,4 % 100 ml in Glucose 5 % 500 ml; Beginn 1 h vor KM mit 150 ml 1 h lang, dann 75 ml/h

10 Elektrolyte

10.1 Hyperkaliämie

▨ Klinik
- meist symptomlos oder unspezifisches Unwohlsein
- evtl. Muskelschwäche, Bradykardie, Schwindel

▨ Akute Lebensgefahr

Kritische Hyperkaliämie:
I. pervers breite QRS-Komplexe: $> 0,16\,s$
II. oder Bradykardie $< 40/min$
$\rightarrow$ Ca 1 Ampulle i.v. (Tab. 10.**1**)

- *wenn* QRS gegen ∼0,2 s: drohende Asystolie *oder* Bradykardie $< 40/min$, *dann* Ca (5 –)10 mmol i.v. über 1 – 2 min
- Monitor, EKG
- wiederhole Ca, wenn EKG nicht besser in 4 – 5 min
- weitere K-senkende Maßnahmen
- Akutdialyse

▨ Bedrohliche Hyperkaliämie
- bedrohlich = K $> 6 – 7$ mmol/l *und* EKG-Veränderungen

▨ EKG bei schwerer Hyperkaliämie
EKG korreliert nur unscharf mit K; mit steigendem Schweregrad:
- hohe spitze T in Brustwandableitung (unspezifisch)

Tabelle 10.**1**   10 %ige Lösung Calciumchlorid/-gluconat

	mmol Ca in 10 ml → 10%
Calciumchlorid	6,8
Caciumgluconat	2,4

- P nicht erkennbar
- Bradykardie gegen 40/min

Pseudo-Hyperkaliämie?
= Artefakt, häufig
→ überprüfe K, EKG, Probe hämolytisch?

▦ Akutmaßnahmen
- Monitor: EKG
- erwäge Ca 10–20 mmol i. v.; *nicht* bei normalem oder banalem EKG; Zurückhaltung bei Digitalisierten (evtl. über 30 min i. v.)
- Insulin 10 E in Glucose 10% 500 ml über 30(–60) min; alternativ Insulin 10 E in Glucose 33% 100 ml rasch i. v. (→ K: –1 mmol/l für 1–2 h)
- evtl. β-Mimetikum nebulisiert, z. B. Sultanol; Effekt ist klein
- bei metabolischer Azidose: NaBic 8,4% 50–100 ml i. v. über 15–30 min; *nicht* bei respiratorischer Azidose
- Furosemid 40 mg i. v., 80 mg bei Niereninsuffizienz, + NaCl i. v.
- Na-Polystyrensulfonat 20–30 g p. o.; alternativ 30–60 mg rektal
- erwäge Akutdialyse: nach Ursache und erwartetem Verlauf
- Stop K-Zufuhr, problematische Medikamente → *Risikopatient*
- kontrolliere K alle 2 h

▦ Zusatzuntersuchungen
- Na, Cl, BGA, Glucose, BB, Crea, LDH, CK, LFP
- evtl. Aldosteron, Cortisol, ACTH; Digitalis; freies Hb, Haptoglobin, Diff.BB

▦ Risikopatienten und Ursachen
- Niereninsuffizienz, Herzinsuffizienz
- ACEI, ARB, K-sparende Diuretika, NSAR, v. a. in Kombination
- seltener: Cyclosporin A, Digitalis, β-Blocker, Suxamethonium, Heparin, TMP-SMX
- ausgedehnter Zellzerfall: große Blutung, Rhabdomyolyse, unverträgliche Transfusion, Hämolyse, Tumorlyse, Verbrennungen
- übermäßige K-Zufuhr: Medikament, Fruchtsäfte, K-Salze, Mordversuch
- renale tubuläre Störungen
- Nebenniereninsuffizienz (Addison-Krankheit)
- Azidose

10.2 Hypokaliämie

▦ Klinik
- meist keine oder unspezifische Symptome
- evtl. Muskelschwäche, Rhythmusstörungen
- evtl. Polyurie, Alkalose

▦ Ursachen
- häufig: Durchfall, Diuretika, Laxanzien, Erbrechen, Bulimie/Anorexie
- seltener: extremes Schwitzen, extreme Diäten, Alkoholkrankheit, Polyurie (Polydipsie, Diabetes insipidus), Magnesiummangel
- sehr selten: Noxen und Medikamente (Amphotericin B, Chloroquin, Barium, Toluen, Penicillin); hypokaliämische periodische Paralyse; Mineralocorticoid-Exzess; Salzverlust-Nephropathie, Tubulopathie, interstitielle Nephritis; akute Leukämie

▦ Schwere Hypokaliämie
- schwer: K < 2,5 mmol/l *oder* K < 3,0 mmol/l und bedeutsame Symptome, Herzerkrankung, digitalisiert, Antiarrhythmika oder EKG-Veränderungen

- EKG: meist wenig auffällig; typisch sind flache T, prominente U, evtl. verschmelzen T und U (Pseudo-long-QT)

■ *Risiko* KFli

- Klinik/Folgen in Extremfällen: KFli; Paresen, Paralyse; Ileus; Rhabdomyolyse; nephrogener Diabetes insipidus

▨ Therapie
- K-Chlorid: bei den meisten bevorzugt; evtl. K-Phosphat bei Phosphat-Mangel (z.B. Ketoazidose); K-Bicarbonat oder -Citrat bei Azidose (z.B. Diarrhö)
- mehr als 200 mmol/Tag ist gefährlich und selten sinnvoll

1. Wahl peroral
- bei den meisten wirksam, oft schneller als i.v., Risiken sind kleiner als i.v. (Hyperkaliämie, Hypervolämie, Venenreizung)
- Erwartung: 100 mmol → Serum-K + 0,5 mmol/l bis + 1,5 mmol/l in 2 h (Kontrolle)

Intravenös
- bei Bewusstseinstrübung oder Erbrechen
- erwäge bei K < 2,5 mmol/l *und* schweren Symptomen
- in NaCl (*nicht* in Glucose), max. 60 mmol/l
- max. 10–20 mmol/h; höhere Raten nur mit EKG-Monitor und stündlicher K-Kontrolle
- ZVK nur zur K-Substitution ist selten sinnvoll; wenn: V. femoralis

▨ Tipps
- Mg-Defizit ausgleichen: K-Ausgleich evtl. nur so wirksam
- erwäge K-sparendes Diuretikum, v.a. wenn Furosemid, *nicht* bei Niereninsuffizienz
- wiederholte Episoden: Abklärung seltener Ursachen

10.3 Hyponatriämie

- frühzeitig Erfahrenen beiziehen: bei Einschätzung und Therapie lauern potenziell fatale Fallstricke

Hauptrisiko bei den meisten: zu rasches Anheben → irreversible schwerste ZNS-Schädigung (osmotische Myelinolyse)

Rascher Ausgleich nur wenn *schwere* Symptome.

Akuteinschätzung
- Bewusstsein, ABC, SpO_2
- Blutzucker; Osmo und Na in Serum und Harn; Harnstoff, Crea; BB; Cl, K, BGA; Protein, KOD, TG; LFP; Gerinnung; evtl. Alkohol, Harnsäure
- Differenzialdiagnose schwere Hyperglykämie:
  - behandle Hyperglykämie
  - *kein* hypertones NaCl

Krampfanfälle oder Koma
- *lebensbedrohlich* (Hirnödem, Einklemmung)
- Na rasch anheben mit hypertonem NaCl i.v., z.B. NaCl 3% 4–5 ml/kgKG/h für 1–2 h oder bis Symptome gebessert (erwarteter Anstieg: 4–5 mmol/h); Kontrolle nach 1 h: Na, K

Akute Hyponatriämie mit bedeutsamen Symptomen

Hinweise auf akuten Prozess
- neurologische Symptome: sehr wahrscheinlich akuter Prozess (± vorherige chronische Faktoren)
- rasch progrediente Symptome
- Hyponatriämie (wahrscheinlich) innerhalb von nur 1–2 Tagen aufgetreten
- häufige Ursachen: postoperativ; hypotone Flüssigkeit im Exzess; Thiazid kürzlich begonnen

- seltenere Ursachen: primäre („psychogene") Polydipsie; Koloskopie-Vorbereitung; extreme Anstrengung; Resorption hypotoner Flüssigkeit (z. B. Blasenspülung nach Prostata-OP); Ecstasy, Oxytocin, Desmopressin
- Kombination von Faktoren: obige ± Hypoxie ± Psychopharmaka ± Herzinsuffizienz ± Leberzirrhose ± Diuretika ± Nierenfunktion ↓

Therapie bei akutem Prozess und bedeutsamen Symptomen

- Na relativ rasch anheben mit hypertonem NaCl i.v., z.B. NaCl 3 % 1 – 2 ml/kgKG/h für 1 – 2 h oder bis Symptome gebessert (erwarteter Anstieg: 1 – 2 mmol/h); Kontrolle nach 1 h: Na, K; max. erlaubter Anstieg am ersten Tag: 8(−10) mmol/l
- weiter mit Therapieplan (→) „kontrolliertes Anheben"

Fallstricke

- entscheidend ist Na-Abfallrate, weniger das absolute Na
- Na > 120 – 125 mmol/l ist selten schwer, kann aber vorkommen bei hyperakutem Serum-Na-Abfall, v.a. bei Kombination von hyponatriämisierenden Faktoren
- Unterschätzung der Hyponatriämie: nach Krampfanfall (transienter Na-Anstieg um 10 – 15 mmol/l → stündliche Kontrollen), evtl. bei schwerer Rhabdomyolyse
- Überschätzung der Hyponatriämie: bei Hyperglykämie oder Pseudo-Hyponatriämie (TG ↑, Protein ↑, Mannit ↑): gemessene Serum-Osmo ist hoch oder normal

Zusatzuntersuchungen

- Hydrierungszustand systematisch einschätzen
- Blut: BZ, Osmo; Harnstoff, Crea; BB; Na, Cl, K, BGA; Protein, KOD, TG; LFP; Gerinnung; evtl. Alkohol, Harnsäure
- Harn: Osmo, Na, Crea, Cl, K; evtl. Harnsäure
- erwäge: TSH, Cortisol, Harn-Porphobilinogen
- Thx-Rö, EKG; erwäge Echo, CT

Chronische schwere Hyponatriämie

▓ Überblick

- Definition: keine akuten bedrohlichen Symptome
- Abgrenzung gegen „leicht": unscharf, kein Konsens
- schwer: üblicherweise Na < 120 (< 115 bis < 125)
- chronisch: ~ Entwicklung von Na ↓ über > 2 Tage; oft unbestimmbar

▌ *Risiko* durch zu raschen Ausgleich ist höher als Risiko durch Na ↓: zu rascher Ausgleich → Risiko Myelinolyse

▓ Vorgehen

- nächste Schritte möglichst gut planen: braucht Zeit
- berate mit möglichst Erfahrenem
- berücksichtige Zusatzuntersuchungen
- zwei Optionen, je nach verfügbaren Ressourcen:
  - a) kontrolliertes Anheben (→): aufwändig, aber am sichersten
  - b) vereinfachtes Anheben: weniger aufwändig, aber riskanter → nur bei überlasteten Ressourcen: NaCl 3% 0,5 ml/kgKG/h für 1–2 h (erwarteter Anstieg: 0,5–1 mmol/h), bei klarer Dehydration evtl. zusätzlich NaCl 0,9% 500 ml; Kontrolle nach 1 h: Na, K

▓ Kontrolliertes Anheben

Oberstes Prinzip: kontrolliertes Anheben

- korrigiere so schnell/langsam, wie es sich entwickelt hat
- zu rascher Ausgleich → *Risiko* osmotische Myelinolyse
- ICU: v. a. wegen der erforderlichen engmaschigen Kontrollen und Therapieanpassungen

Akute Ziele

- Besserung schwerer Symptome, *nicht* Symptomfreiheit
- sichere Na-Anstiegsgeschwindigkeit, *nicht* Normalisierung

Durchführung – Schritte

Die Korrektur muss engmaschig kontrolliert werden, weil
Na-bestimmende Faktoren sich rasch ändern können, z.B.
Nierenfunktion, Körperwasser, ADH-Sekretion.

1. Na-Korrekturrate festlegen, für nächste 1 – 3 h
2. Wahl der Infusionslösung nach Hydierungszustand und
   Ursache der Hyponatriämie
3. Berechnung des erwarteten Na-Anstiegs
4. Infusionsvolumen für nächste 1 – 3 h festlegen
5. Na-Kontrolle nach 1 – 2 h
6. zurück zu 1. bis Na > 120 – 125 mmol/l *und* Patient besser

1. Sichere Na-Anstiegsgeschwindigkeit

- max. + 0,5 – 1 mmol/l/h in den ersten Stunden
- max. + 8 mmol/l/Tag
- Ausnahme: Hirnödem mit Koma, Epilepsie u/o (drohen-
  der) Einklemmung ($\rightarrow$) s.o.
- besonders langsam ausgleichen (+ 5 mmol/Tag) bei:
  Schwangerschaft, Mangelernährung, Leberinsuffizienz,
  Alkoholkrankheit, Hypokaliämie, hohem Alter

2. Wahl der Infusionslösung

- SIADH: *hypertones* NaCl (bei schwerer Hyponatriämie,
  wenn Wasserrestriktion als zu langsam eingeschätzt
  wird), evtl. zusätzlich Furosemid 40 mg i.v.
- Dehydration/Hypovolämie: NaCl 0,9 % bis Volumendefizit ~ aufgefüllt, dann NaCl 0,45 % 100 ml/h (Na kann
  schneller als gewünscht steigen, sobald Volumendefizit
  ausgeglichen ist, weil ADH sinkt)
- Hypervolämie: Wasserrestriktion; erwäge Furosemid
  20 mg i.v., erwäge Dialyse

3. Berechnung des erwarteten Na-Anstiegs
(Tab. 10.**2**, 10.**3**)

Erwarteter Na-Anstieg mit 1 l Infusat =

$$\frac{(Na + K \text{ in } 1 \text{ l Infusat} - \text{Pat.-Na})}{(\text{Körperwasser} + 1)}$$

wobei: Na und K in mmol, Körperwasser in Liter
Körperwasser = Gewicht (kg) $\times$ Faktor (Tab. 10.**3**)

Tabelle 10.**2**   Konzentration verschiedener Natriumchlorid-Lösungen

Lösung	%	Na [mmol/l]
NaCl	0,45	77
NaCl	0,9	154
NaCl	3	513
NaCl	5	855
Ringer-Lactat		130

Tabelle 10.**3**   Faktor zur Berechnung des erwarteten Na-Anstiegs in Abhängigkeit von Geschlecht und Alter

Geschlecht	Alter	Faktor
♂	< 60	0,6
	> 60	0,5
♀	< 60	0,5
	> 60	0,45

4. Volumen festlegen

- aus gewünschter Korrekturrate, berechnetem Anstieg mit 1 l Infusat und geschätztem Flüssigkeitsverlust in nächsten h (Harn, Fieber, Schwitzen, Erbrechen, Diarrhö)
- für die nächsten 2 – 3 h

5. Na-Kontrolle

- initial alle 1 – 2 h
- dann nach Verlauf (Na, Symptome)

▨   Zu rasche Korrektur

- passiert am ehesten mit: hypertonem NaCl bei SIADH; Wasserrestriktion bei primärer Polydipsie; isotonem NaCl bei Volumendepletion
- Therapieoptionen: Stop NaCl-Zufuhr; erwäge: Desmopressin, freies Wasser

▨   Fallstricke

- zu rascher Ausgleich: potenziell fatal
- zusätzliche Hypokaliämie: K-Gabe allein steigert Serum-Na bedeutsam: K muss bei Berechnung des erwarteten Na-Anstiegs also berücksichtigt werden
- NaCl 0,9 % ist gefährlich bei SIADH: potenziell fatale Verschlechterung der Hyponatriämie
- SIADH zu früh diagnostiziert: SIADH ist Ausschlussdiagnose
- milde Dehydration kann klinisch *nicht* verläßlich ausgeschlossen werden
- Wasserrestriktion ist gefährlich bei Nebenniereninsuffizienz: potenziell fataler Schock

Milde Hyponatriämie

▨   Definition

- mild ≈ asymptomatisch oder chronisch *und* Na > 120 (> 115 – 125 mmol/l)

Allgemeine Empfehlungen

* sorgfältige Analyse aller oben angeführter Zusatzanalysen, am besten zusammen mit möglichst erfahrenem Nephrologen: die Zeit drängt *nicht*
* bei den meisten ausreichend bis ideal: Wasserrestriktion (außer: Nebenniereninsuffizienz) und Behandlung der Ursache
* Wasserrestriktion ist die primäre Therapie bei: Ödemen (Herzinsuffizienz, Zirrhose), SIADH, primärer Polydipsie und fortgeschrittener Niereninsuffizienz
* erwäge NaCl 0,9% i.v. oder Kochsalz p.o.: zum Ausgleich von Dehydration bzw. Hypovolämie, und bei Nebenniereninsuffizienz
* bei SIADH: Wasserrestriktion; *vermeide* iso- oder hypoosmolare Flüssigkeit i.v.; erlaubt: NaCl p.o.

10.4 Hypernatriämie

Definition
* schwer: Na > 155 mmol/l

Klinik
* v.a. wenn rasch zunehmend: evtl. Bewusstsein ↓, AZ ↓, Muskelschwäche

Ursachen
* Wasserdefizit: eingeschränkter Durst oder Trinken, v.a. bei Älteren/Pflegeabhängigen; Diarrhö, Laxanzien; Erbrechen; Fieber; Hyperglykämie/Glucosurie; Niereninsuffizienz
* hypertones NaCl im Exzess (iatrogen, NaCl als „Emetikum")
* selten: Diabetes insipidus (neurogen, nephrogen: u.a. Hypokaliämie, Lithium); Cushing, Hyperaldosteronismus

Therapie

■ *Therapierisiko*: zu rasches Senken → Hirnödem

- Ziel: kontrolliertes Absenken um max. 1 mmol/l/h und max. 10 mmol/l/Tag
- NaCl 0,9% ist ungeeignet, außer bei bedeutsamer Hypovolämie oder Schockzeichen → initial NaCl 0,9% i.v. bis RR > 110 mm Hg, dann hypotone Flüssigkeit
- Na < 155–160 ohne schwere Symptome: möglichst p.o. (Wasser, trinken oder Sonde); alternativ Glucose 5% i.v. (oder NaCl 0,45%); kontrolliere Na 2–3 × täglich
- Hypervolämie: Na-Zufuhr stoppen; Furosemid 40 mg i.v.; evtl. Hämodialyse oder -filtration (z.B. Lungenödem + Niereninsuffizienz)

Kontrolliertes Absenken

Die Korrektur muss kontrolliert werden, weil Na-bestimmende Faktoren sich rasch ändern können, z.B. Nierenfunktion, Körperwasser.

1. Na-Korrekturrate festlegen, für nächste 3–12 h
2. Wahl der Infusionslösung nach Volumenstatus des Patienten
3. Berechnung der erwarteten Na-Änderung
4. Infusionsvolumen für nächste 3 h festlegen
5. Na-Kontrolle nach 2–3 h
6. zurück zu 1. bis < 145–150 mmol/l *und* Patient besser

1. Sichere Na-Korrekturrate

- max. −0,5 mmol/l/h
- max. −10,0 mmol/l/Tag
- Ausnahme: hyperakute Hypernatriämie (Entwicklung über wenige Stunden): +1 mmol/h wahrscheinlich besser
- besonders langsam ausgleichen wenn chronisch u/o asymptomatisch

2. Wahl der Infusionslösung

- Dehydration/Hypovolämie: NaCl 0,45 %
- euvolämisch: Gucose 5 %

3. Berechnung der erwarteten Na-Änderung

(Tab. 10.**3**, 10.**4**)

Erwartete Na-Änderung mit 1 l Infusat =

$$\frac{(Na + K \text{ in } 1 \text{ l Infusat} - Pat.\text{-}Na)}{(Körperwasser + 1)}$$

wobei: Na und K in mmol, Körperwasser in Liter
Körperwasser = Gewicht (kg) × Faktor (s. Tab. 10.**3**)

4. Volumen festlegen

- aus gewünschter Korrekturrate, berechnetem Absinken mit 1 l Infusat und geschätztem Flüssigkeitsverlust in nächsten h (Harn, Fieber, Schwitzen, Erbrechen, Durchfall)
- für die nächsten 6 – 12 h

5. Na-Kontrolle

- initial nach 3 h, dann alle 6 – 12 h

Fallstricke

- zu rascher Ausgleich: *Risiko* Hirnödem, Krampfanfall
- fortgesetzter Wasserverlust, z. B. osmotische Diurese durch Hyperglykämie

Tabelle 10.**4** Konzentration verschiedener Natriumchlorid-Lösungen

Lösung	%	Na mmol/l
Glucose	5	0
NaCl	0,45	77
NaCl	0,9	154
Ringer-Lactat		130

- zusätzliche Hypokaliämie: K-Gabe steigert Serum-Na
- Faktoren können sich rasch ändern: Patient trinkt, Harnausscheidung, Nierenfunktion, Erbrechen, Durchfall

Diabetes insipidus

▨ Klinik
- Polyurie $\geqslant$ 3 l/Tag
- Na $\uparrow$
- Harn-Osmo $\downarrow$

▨ Differenzialdiagnose
- zentral, nephrogen
- primäre Polydipsie, DM

▨ Diagnose
- Na, Osmo in Serum und Harn vor und während Wasserrestriktion, sowie vor und während Desmopressin

▨ Zentraler Diabetes insipidus
- Ursachen: Hypoxie, Trauma, idiopathisch u.a.
- Therapie: Desmopressin, z.B. Nasenspray 5–10 µg 1–2 ×/Tag, oder 1–4 µg i.v., s.c. oder i.m.

▨ Nephrogener Diabetes insipidus
- Ursachen: familiär; verschiedenste Nierenerkrankungen und Medikamente (z.B. Lithium, Amphotericin B, Aminoglycoside, Zytostatika, antiretrovirale Substanzen)
- Therapie-Optionen: Thazid (oder Amilorid), milde NaCl-Restriktion, NSAR

10.5 Hyperkalziämie

▨ Klinik
- meist keine spezifischen Symptome
- evtl. Bewusstsein $\downarrow$ bis Koma, Polyurie, Muskelschwäche, Nausea, Obstipation, Ulkus
- schwer: Gesamt-Ca > 3,5 mmol/l

■ *Risiken*: Arrhythmie, Bewusstsein ↓, Pankreatitis

• EKG: bei extremem Ca ↑ evtl. QT-Verkürzung

Ursachen
• häufig: Malignom, v. a. in Knochen; chronische Niereninsuffizienz mit tertiärem Hyperparathyreoidismus (+ Vitamin D)
• seltener: primärer Hyperparathyreoidismus; hohe Ca-Zufuhr bei Niereninsuffizienz; Vitamin D; Lymphom, andere Malignome; granulomatöse Erkrankungen (Sarkoidose, Tbc); Thyreotoxikose; Paget-Syndrom; familiär
• falsch hoch: evtl. bei Myelom → ionisiertes Ca

Untersuchungen
• Blut: BB + Diff.BB; Crea, Na, Cl, K, BGA; CRP, BSG; ionisiertes (= freies) Ca, PO_4, Protein, Albumin, ALP
• außerdem: Serum-Elphor, PTH, TSH; Vitamin D; Mg; Harn-Ca
• EKG, Thx-Rö

Therapie
Hyperkalziämische Krise
• = schwere Symptome: Bewusstseinstrübung oder Arrhythmie
• Rehydratation: NaCl 0,9 % 1.000 ml i. v., initial alle 4 – 8 h
• Furosemid 40 mg i. v. – erst nach Rehydratation
• evtl. forcierte Diurese bis Ca ≤ 3,5 mmol/l: NaCl 0,9 % 1.000 ml über 2 h, Furosemid 40 mg/h i. v.; kontrolliere alle 2 h: Ca, K, Na
• Biphosphonat i. v., nach Rehydratation; z. B. Zoledronsäure 4 mg über 15 min; Dosisreduktion bei Niereninsuffizienz
• erwäge Steroid bei: Lymphom, Myelom, Vitamin-D-Toxizität, Sarkoidose; z. B. Prednisolon 50 – 200 mg

- erwäge Dialyse bei schwerer Hyperkalziämie + Niereninsuffizienz
- PPI, z. B. Pantoprazol 40 mg i. v.

Keine schweren Symptome
- Rehydratation möglichst p. o.

▣ Weitere Maßnahmen
- Grunderkrankung behandeln
- *vermeide* Digitalis, Thiazide, Vitamin D, Lithium, Ca, Sedativa, Immobilisierung

10.6 Hypokalziämie

▣ Definiton
- schwer: Tetanie

▣ Ursachen für schwere Hypokalziämie
- häufig, typisch: Parathyreoidektomie bei Niereninsuffizienz; Hyperventilation
- seltener: Pankreatitis, Mg ↓ , Malignom, multiple Transfusionen, Rhabdomyolyse, Pseudohypoparathyreoidismus, idiopathisch
- falsch niedrig: bei Albumin ↓ → ionisiertes Ca

▣ Therapie bei Tetanie
- Ca-Gluconat 10 % i. v. über 5 min, gefolgt von Ca-Gluconat kont. i. v., z. B. 10 ml Ca-Gluconat in Glucose 5 % 1.000 ml mit 50 ml/h bis Symptome gebessert oder korrigiertes Ca > 1,9 mmol/l

11 Hyperglykämische Krise

Diagnose

- Klinik: Polyurie/Polydipsie, Dehydration, Bewusstsein ↓ evtl. Erbrechen, Bauchschmerzen
- Kriterien (Tab. 11.1):
- Auslöser: Infektion; andere Akuterkrankung, Noxen, Trauma; Insulinmangel, Incompliance; Medikamente, v.a. Steroide; Erstmanifestation (DM Typ 1); Thyreotoxikose
- Komplikationen: Hirnödem, Nierenversagen, Multiorganversagen, Hypokaliämie, Aspiration

Tabelle 11.1   Diagnosekriterien hyperglykämische Krise

Alter DM-Typ	DKA jung (Ausnahme: LADA) Typ 1			HONK alt Typ 2
	mild	mäßig	schwer	
Glucose [mg/dl]	>250	>250	>250	>600
pH-Wert	7,25–7,30	7,00–7,24	<7,00	>7,30
HCO$_3$ [mmol/l]	15–18	10–15	<10	>15
H-Keton	+	++	+++	0/+
Bewusstsein	o.B.	o.B./↓	↓↓/ Koma	variabel

DKA: diabetische Ketoazidose
HONK: hyperosmolare nicht-ketotische Hyperglykämie
H-Keton: Ketonkörper im Harn
LADA: Late Onset Autoimmune Diabetes in Adults

■ Sofortmaßnahmen

- i. v. Zugang, möglichst großlumig, möglichst zwei
- 1. Stunde: NaCl 0,9 % 1.000 ml (15 – 20 ml/kgKG); Ringer-Lsg. nur bei K < 5 mmol/l; bei refraktärem Schock: Plasmaexpander (Kolloide)
- Untersuchungen *dringend*: BZ, Na, Cl, K, BGA → Anionenlücke; außerdem: Osmo, Lactat, Crea, Harnstoff; PO_4; CRP, BB, Gerinnung; TG; CK, Troponin, LDH; Lipase, Amylase; Blutkultur, TSH
- Harn: Stix, Glucose, Ketonkörper
- EKG, Thx-Rö
- erwäge Blasenkatheter, ZVK (v. a. bei schwerer DKA und K ↓)
- evtl. Speziallabor: HbA1c, C-Peptid, Insulin, freie Fettsäuren, Lipidstatus, Autoantikörper (GAD, IA-2, evtl. gegen Inselzellen)

■ Prioritäten

1. Rehydrieren
2. Insulin
3. Elektrolyte, v. a. Kalium

■ Typische Defizite (Tab. 11.2)

Tabelle 11.2 Typische Defizite bei hyperglykämischer Krise

		DKA	HONK
Wasser	l	6	9
Wasser	ml/kgKG	7 – 10	5 – 13
K	mmol/kgKG	3 – 5	4 – 6
Na	mmol/kgKG	7 – 10	5 – 13
PO₄	mmol/kgKG	5 – 7	3 – 7

DKA: diabetische Ketoazidose
HONK: hyperosmolare nicht-ketotische Hyperglykämie

11.1 Diabetische Ketoazidose (DKA)

Typische Klinik

- Acetongeruch, Kussmaul-Atmung (tief und rasch)
- Patient < 40 (Ausnahme: LADA = late autoimmune DM of the adult), DM Typ 1, BMI normal, Erbrechen, Bauchschmerzen („Pseudoperitonitis")

Differenzialdiagnose

- alkoholische Ketoazidose (HCO_3 selten < 18 mmol/l)
- Laktazidose
- Vergiftung: Salicylate, Alkohole, Paraldehyd
- chronische Niereninsuffizienz

Schwere DKA

- ziehe Erfahrenen bei: Schwere DKA ist nichts für Unerfahrene!
- möglichst bald an die ICU: Monitor, großer Aufwand
- erwäge ZVK und Intubation
- erwäge 3 Motorspritzen: 1. Volumen, 2. Insulin, 3. Kalium

Rehydrieren

- nach der ersten Stunde, mit Zusatzuntersuchungen:

Solange BZ > 250 mg/dl: NaCl

- korrigiertes Na > 145 – 150: NaCl 0,45 %
- korrigiertes Na < 145 – 150: NaCl 0,9 %

Korrigiertes Na = Na + [(BZ-100) × 0,016]
(BZ in mg/dl)

- Rate: 4 – 14 ml/kgKG/h
- Richtwerte: 500 ml/h in den ersten 2 – 4 h, dann 250 ml/h (schneller ist *riskant*: Hirnödem, Lungenödem)
- Anpassung nach Hydrierung, Schweregrad und klinischem Verlauf (Blutdruck, Bewusstsein, Harnrate, pH, ZVD)

Sobald BZ < 250 mg/dl: Glucose 5%

- Rate: 150–250 ml/h
- zusammen mit adäquater Insulindosis: 0,05–0,1 E/kgKG/h i.v.
- solange noch Volumendefizit: zusätzlich NaCl 0,45%

▣ Insulin

- Normal-Insulin = Alt-Insulin, möglichst i.v., wenn i.v. nicht möglich: s.c. oder i.m. (unberechenbarer, v.a. bei Perfusion ↓); Resorption i.m. etwas schneller als s.c.

Stündliche Kontrolle:
- Bewusstsein
- Hydrierung, Harnrate
- BZ, K, Na, pH, HCO_3
- Osmo, Anionenlücke

Initialer Bolus i.v.

- Der initiale Bolus ist umstritten; üblich sind 8–10 E i.v.; wenn i.v. nicht möglich: 0,2 E/kgKG i.m. oder s.c.
- *kein* Bolus bei: BZ < 300 mg/dl, K < 3,3 oder Kind

1. Stunde: 6–10 E kont. i.v.

- BZ > 300 mg/dl: möglichst Motorspritze i.v.; wenn i.v. nicht möglich: s.c. oder i.m.; (0,1)–0,2 E/kgKG
- BZ < 300 mg/dl: 10 E s.c. (oder i.m.), 0,1(−0,2) E/kgKG
- BZ-Kontrolle nach 1 h

Insulin kont. i.v. nach der 1. Stunde

- Ziel: BZ sinkt um 50(−70) mg/dl/h
- BZ-Absinken < 50 mg/dl/h: überprüfe Motorspritze; verdopple Insulinrate oder steigere um 2(−4) E/h

Sobald BZ < 250 mg/dl

- halbiere Insulinrate; Stop wenn BZ < 90 mg/dl
- Ziel: BZ 150–200 mg/dl
- Kontrolle BZ, Na, K, pH alle 2–4 h bis stabil

▧ Kalium-Ausgleich

- *kein* Kalium, wenn Serum-K $\geq$ 5,0
- Ziel: Serum-K 4 – 5 mmol/l
- KCl ist adäquat
- mittels Motorspritze oder als Zusatz zu NaCl bzw. Glucose
- K < 3,3 mmol/l: Kalium i.v. 40 – 60 mmol/h
- K 3,3 – 4.0 mmol/l: Kalium i.v. 30 mmol/h
- K 4,0 – 5,0 mmol/l: K i.v. 20 mmol/h
- Phosphat: $K-PO_4$ 20 – 30 mmol oder $^1/_3$ der initialen K-Dosis: empfohlen, v.a. bei niedrigem Serum-PO_4, bei kardialer u/o respiratorischer Funktionseinschränkung; *Risiko*: Ca $\downarrow$, pH $\uparrow$

▧ Weitere Maßnahmen

NaBic

- selten erforderlich: mit Volumen + Insulin steigt pH rasch
- *nicht* wenn pH > 7,0
- empfohlen bis umstritten wenn pH < 7,0: z.B. NaBic 100 mmol (= NaBic 8,4 % 100 ml) wenn pH < 6,9; NaBic 50 mmol, wenn pH 6,9 – 7,0
- Nutzen wahrscheinlich bei pH < 7 *und* schwerer Hyperkaliämie, RR < 90 mmHg

Erwäge

- Thromboseprophylaxe mit NMH
- Stressulkus-Prophylaxe mit PPI
- evtl. Antibiotikum, z.B. Ciprofloxacin

▧ DKA beendet

- Kriterien: BZ < 200 mg/dl *und* HCO_3 $\geq$ 18 mmol/l *und* pH > 7,30

Umstellung auf subkutanes Insulin

- sobald DKA beendet *und* Harn-Ketonkörper 0/+ und Patient fähig, normal zu essen
- Schätzung der s.c.-Tagesdosis: Insulindosis der letzten 12 h $\times$ 2; davon $^2/_3$ morgens, $^1/_3$ abends

- Startdosis hängt von BMI ab: 0,5 – 1,0 E/kgKG bei schlankem DM Typ 1; bei DM Typ 2b: 0,2 – 0,5 E/kgKG
- DM Typ 1 möglichst bald auf intensiviertes Schema
- DM Typ 2b: konventionell oder intensiviert

Weitere Maßnahmen

Suche Auslöser

- v. a. MCI, Schlaganfall, und Infektionsquelle: Inspektion v. a. auch Füße, anogenital
- Thx-Rö, NNH-Rö; Sono Abdomen (Emphysem)
- evtl. Kulturen
- selten aber typisch: rhinozerebrale Mukormykose, emphysematöse Pyelonephritis

11.2 Hyperosmolare nichtketotische Hyperglykämie (HONK)

Typische Klinik

- BZ >600 mg/dl, keine oder nur milde Azidose (pH >7,30 und Ketonkörper 0/+)
- Osmolarität >350 mosm/kgKG
- schwere Dehydration, neurologische Defizite, Tremor
- höheres Lebensalter, DM Typ 2

Therapie

Ziel

- kontrolliertes Senken des BZ: ~50 mg/dl/h
- kontrolliertes Senken der Osmolarität: ~3 – 5 mosm/kgKG/h

Unterschiede zur DKA

- Volumenersatz steht im Vordergrund: 1 – 1,5 l in der ersten Stunde (15 – 20 ml/kgKG)
- *kein* initialer Insulinbolus; Insulin erst nach 1 – 2 l Volumen
- niedrigere Insulindosen: 6 E/h; auf Insulin kann verzichtet werden solange BZ mit Volumen allein sinkt (−50 mg/dl/h)

12 Endokrinologie

12.1 Thyreotoxikose

▦ Klinik
- oft monosymptomatisch
- Sinustachykardie, Unruhe, Hitzeintoleranz
- evtl. VHFli, Extrasystolie, Exophthalmus, auskultierbares Schwirren über der Schilddrüse
- Durchfall

▦ Krise
- Herzinsuffizienz, Hypertonie
- Hyperthermie; Muskelschwäche
- Bewusstsein ↓, Verwirrtheit, Halluzinationen
- akutes Abdomen

▦ Auslöser
- Iodexposition (Rö-KM, Amiodaron, Radioiod)
- Stress (OP, Infekt, Trauma, interkurrente Erkrankung)
- Absetzen von Thyreostatika, Überdosierung von Schilddrüsenhormon
- Hyperemesis gravidarum
- *selten:* Struma ovarii, Hypophysentumor, Hamburger-Fleisch

▦ Differenzialdiagnose
- toxisches Adenom
- multifokale Autonomie
- Basedow-Krankheit (engl. Graves)
- unzureichende thyreostatische Prämedikation bei Strumaresektion oder Radioiodtherapie

■ Untersuchungen

- HF, RR, SpO_2, Temperatur
- TSH ↓ , fT_3 ↑ , fT_4 ↑
- BZ, Na, Cl, K, Ca; BB; Crea, Harnstoff; BGA; CK, CK-MB, Troponin; CRP; LFP, Cholesterin ↓ ; Harnstix; Blutkultur
- EKG, Thx-Rö

■ Therapie

- bei schweren Symptomen Therapiebeginn auf Verdacht, wenn biochemische Bestätigung länger als wenige Stunden dauert

Thyreostatika

- Thiamazol (= Methimazol, z.B. Favistan) $2 \times 10(-15)$ mg p.o. oder i.v.; Dosis umso höher je schwerer die Symptome
- alternativ Propylthiouracil (Prothiucil) $2-3 \times 100$ mg p.o., v.a. bei Thiamazol-Unverträglichkeit, oder Schwangerschaft
- dieselben Dosen bei Niereninsuffizienz, Leberinsuffizienz, Älteren

β-Blocker

- zur Symptomlinderung (Tremor, Palpitationen, Angst)
- *nicht* bei: Herzinsuffizienz, allergischem Asthma, Raynaud-Krankheit
- z.B. Propranolol $4 \times 20(-40)$ mg p.o. ($\pm$ $0,5-1$ mg i.v.); oder Atenolol $1 \times 25(-50)$ mg; oder Esmolol
- Ziel: HF < 100/min
- bei Herzinsuffizienz mit tachykardem VHFli: Digitalis
- bei allergischem Asthma: Diltiazem $60(-120)$ mg p.o. alle 6 h

Bei Krise

- i.v.-Zugang, NaCl 0,9% und Glucose $5-10$%, 500 ml/h in den ersten 4 h
- Thiamazol $40(-80)$ mg i.v., anschließend $120-160$ mg über 24 h kont. i.v.

- Iod nicht früher als 4 h nach Thiamazol; *nicht* wenn Iodexposition der Auslöser war; z. B. Lugol-Lsg., K-Iodid oder Rö-KM
- Steroid, z. B. Prednisolon 100 – 250 mg p. o. oder i. v.; oder Hydrocortison 3 × 100 mg i. v.
- Sedierung, bei schwerer Agitation, z. B. Diazepam 5 (−10) mg p. o. oder i. v.
- ICU
- Kühlen: Ventilator, Kühldecke
- *vermeide* Aspirin
- Antibiotikum bei Infektverdacht, z. B. Ceftriaxon 2 g i. v.
- Herzinsuffizienz: meist mit VHFli; elektrische Kardioversion selten wirksam solange nicht euthyreot; Therapie: Digitalis, Furosemid
- schwere Ophthalmopathie: Steroid; evtl. OP/Dekompression
- Thromboseprophylaxe mit NMH oder UFH

Extremmaßnahmen
Erwäge wenn keine Besserung in 24 – 48 h:
- Plasmapherese, Hämoperfusion
- Schilddrüsenresektion

12.2 Hypothyreose, Myxödem-Krise

Klinik
- Bradykardie, Hypotonie, evtl. Synkope
- Verlangsamung, evtl. Hypoventilation, Hypothermie
- evtl. Bewusstsein ↓, Verwirrtheit
- evtl. Myxödem (prätibial, derb, rötlich-livid)
- evtl. Herzinsuffizienz, Erguss (Pleura, Perikard)

Typisch: Hypothermie + Hyponatriämie + Makrozytose

▓ Komplikationen
- Koma
- respiratorische Insuffizienz
- Multiorganversagen
- Ileus
- Hyponatriämie

▓ Auslöser
- thyreostatische Therapie
- Thyreoiditis
- Wochenbett
- Amiodaron
- Lithium
- Steroid
- Interferon
- Dopamin
- Hypophyseninsuffizienz, Störung des Hypothalamus

▓ Untersuchungen
- HF, AF, SpO$_2$, RR, Temperatur
- TSH ↑↑, fT$_3$ ↓
- BZ ↓, Na ↓, K ↑, Cl, BGA; CK ↑, Troponin; BB (makrozytäre Anämie)
- typisch: Cholesterin ↑, Prolaktin ↑, Homocystein ↑
- EKG: kann MCI vortäuschen

▓ Therapie

L-Thyroxin (T$_4$):
- 50(−200) µg/Tag p. o. (0,5 – 1,8 µg/kgKG, HWZ 7 Tage)

■ *Risiken*: Übertherapie, sympathotone Symptome

- niedrigere Dosen bei KHK, hohem Lebensalter und milden Symptomen: Beginn mit 25 µg/Tag (0,5 µg/kgKG)
- höhere Dosen bei schweren Symptomen/Erkrankung, Schwangerschaft

- kritisch Kranke: Loading Dose 300 – 500 µg in NaCl 100 ml langsam i. v. oder über Magensonde; EKG-Monitor

▥ Weitere Maßnahmen
- Hydrocortison 2 – 3 × 100 mg, oder Prednisolon 50 – 100 mg/Tag: bis Hypophyseninsuffizienz ausgeschlossen ist (ACTH-Test)
- bei Bradykardie 40 – 45/min: Atropin 1 mg i. v. u/o s.c.
- Aufwärmen *nicht* schneller als + 1 °C pro h

■ *Risiko*: Arrhythmie, Hypotension

- Vorsicht mit Flüssigkeitszufuhr

■ *Risiko*: Lungenödem, Na ↓

- kontrovers: Triiodthyronin (T$_3$)

12.3 Nebennierenrindeninsuffizienz, Addison-Krankheit

▥ Klinik
- Dehydration, Hypotension (v. a. orthostatisch), Adynamie, Muskelschwäche
- evtl. Hyperpigmentierung (Handlinien, Axillen, Narben, Mamillen, Zahnfleisch), Bauchschmerzen, Oligurie

▥ Krise
- Schock mit peripherer Vasokonstriktion
- Bewusstsein ↓, Verwirrtheit
- Pseudoperitonitis

▥ Ursachen

Primäre NNR-Insuffizienz durch
- abrupten Abbruch einer höher dosierten Steroidtherapie
- chronische NNR-Insuffizienz + Stress (OP, Infekt, Trauma, interkurrente Erkrankung)

- akute oder subakute NNR-Insuffizienz (autoimmun, Ischämie, Blutung, Malignom, Tbc, Infekt)

Sekundäre NNR-Insuffizienz durch Hypophysen-Insuffizienz
- Dafür spricht Diabetes insipidus, allerdings selten vorhanden.
- Ursachen: OP, Bestrahlung, Nekrose (post partum), Blutung, Trauma, Sepsis

▢ Differenzialdiagnose
- (→) Koma, s. Kap. 1
- (→) Hypotension, s. Kap. 2
- (→) akutes Abdomen, s. Kap. 8

▢ Untersuchungen
- HF, AF, SpO_2, RR, Temperatur
- BZ ↓
- Na ↓, K ↑ (↓ bei Erbrechen, Durchfall), Cl, BGA (typisch: metabolische Azidose); Crea, Harnstoff, BB, CRP; Gerinnung, Harn; Blutkultur
- weitere: Cortisol, ACTH, TSH

▢ Therapie

Therapie-Start bei Verdacht: *nicht* Cortisol abwarten!

- i.v.-Zugang, NaCl 1.000 ml
- Hydrocortison 100 mg i.v. nach Abnahme der Blutprobe für Cortisol; gefolgt von 10 mg/h kont. i.v. in ersten 24 h
- alternativ: Prednisolon 50 – 100 mg i.v.
- Dehydration *zügig* ausgleichen: NaCl 0,9 % 1 – 2 l über 2 – 4 h; bei Schock evtl. + Plasmaexpander, evtl. Catecholamine; nach 4 h: NaCl 0,9 % 500 – 1.000 ml alle 6 – 8 h
- Glucose 10 % bei BZ < 60 – 65 mg/dl
- ziehe möglichst Erfahrenen/Endokrinologen bei
- Antibiotikum mit breitem Spektrum bei Infekt-Verdacht
- ICU, Blasenkatheter, Bilanzierung

13 Kopf, Neurologie

13.1 Akute Kopfschmerzen

Alarmzeichen
- schlagartiger Beginn → SAB?
- noch nie so schwer → SAB?
- Bewusstsein ↓ oder Synkope
- Erbrechen; Krampfanfall
- erstmals diesen Schmerzcharakter („anders als gewohnt")
- erstmals Kopfschmerz, v.a. bei Alter > 50

Überprüfe:
- Bewusstsein
- Pupillen
- Meningismus

Alarmzeichen in der physikalischen Untersuchung
- Meningismus (Meningitis, Enzephalitis, SAB?)
- Herdzeichen
- Infekt- oder Entzündungszeichen, v.a. Mund, NNH, Kopf
- Purpura
- Verletzungszeichen (u.a. Battle-Zeichen; Hämotympanon)

Besonders gefährdete Patienten
- Antikoagulation
- Immunsuppression, HIV, Malignom
- Schwangerschaft: Sinusvenenthrombose
- seltener: intrakranieller Shunt; Osler-Syndrom (HHT), polyzystische Nieren, Ehlers-Danlos-Syndrom u.a. Bindegewebsschwächen; Asplenie

Maßnahmen bei Alarmzeichen
- Erfahrenen beiziehen
- CCT, erwäge Lumbalpunktion

Untersuchungen bei Kopfschmerz
- HF, AF, SpO_2, RR, Temperatur
- neurologischer Status, Meningismus
- BZ, BSG, CRP; BB, Blutgerinnung; Na, K, Crea, CK, LDH; erwäge: BGA, D-Dimer, Troponin
- Neurosonographie: Dissekat, Arteriitis temporalis, Spasmus?

Nicht zu vergessen:
- Arteriitis temporalis
- Glaukom
- CO-Vergiftung

13.2 Subarachnoidalblutung (SAB)

Klinik
- Symptomatik beginnt abrupt, meist heftig
- typisch: explosionsartig, bei Anstrengung
- evtl. Nackensteife u/o andere neurologische Ausfälle, Erbrechen, RR ↑

Fallstricke
- Besserung schließt SAB nicht aus („Warnblutung", *Risiko* Rezidivblutung)
- normales CCT schließt SAB nicht aus
- EKG kann Bild wie MCI zeigen
- Synkope mit sekundärer, traumatischer SAB

Risiko: Rezidivblutung

▪ Sofortmaßnahmen bei Verdacht

CCT bei SAB ist bei 10 % negativ!

- i. v.-Zugang, CCT ohne Kontrastmittel, erwäge Arztbegleitung
- frühzeitig Erfahrenen beiziehen
- erwäge Intubation bei schwerer Agitation, Bewusstsein ↓ ↓

▪ Diagnosesicherung

1. CCT pos. → SAB gesichert; nach Möglichkeit: CT-Angio
2. CCT neg. → Lumbalpunktion wenn kein Hirndruck
   - Lumbalpunktion sichert oder schließt aus
   - schließlich: Angiographie
   - Fundus-Beurteilung kann Diagnose weder ausschließen noch sichern

▪ Therapie

- Coiling bzw. Neurochirurgie; Intensivstation
- Analgetika: Paracetamol 1.000 mg i. v. oder p. o.; oder Tramadol 50 – 100 mg langsam i. v.; bei schweren Schmerzen: Morphin 1 mg i. v., titrieren/wiederholen alle 5 min nach Bedarf
- Antiemese: Metoclopramid 10(−20) mg i. v.
- Sedierung bei Agitation, z.B. Lorazepam 1 – 2 mg i. v.; alternativ Diazepam 5 – 10 mg i. v.
- Blutdruck: bis Aneurysma versorgt ist: Ziel RR_s < 160 mm Hg, RR_m > 60 mm Hg; Urapidil 12,5 mg i. v. oder Labetalol 20 mg i. v. über 2 min oder Esmolol 0,5 mg/kgKG über 1 min, dann kont. i. v.

Nicht empfohlen: Antifibrinolytika, Steroide, prophylaktische Antikonvulsiva, Diuretika

13.3 Migräne

▨ Klinik

- einseitig
- Prodrom mit Flimmerskotomen oder getrübtes Sehen
- Erbrechen
- Ruhebedürfnis, Photophobie
- positive Familienanamnese
- möglich: evtl. diffuser Kopfschmerz, keine Aura; evtl. Hemiplegie, Hirnstamm- oder Sprach-Störung, Doppelbilder

Gegen Migräne sprechen

- (→) Alarmzeichen
- Kopfschmerzen *vor oder zeitgleich* mit neurologischen Ausfällen

▨ Therapie

- Paracetamol 1 g ± Metoclopramid 10 mg p.o., rektal oder i.v.
- ASS 1.000 mg statt Paracetamol: *nicht* wenn ICH-Verdacht
- je früher desto wirksamer
- ruhiger, dunkler Raum
- refraktäre Migräne: Sumatriptan 50 mg p.o.; alternativ 25 mg rektal oder 20 mg intranasal, evtl. 6 mg i.v., evtl. 1 × Wiederholung, nicht früher als (1 –)2 h nach erster Dosis; *Kontraindikationen:* u.a. KHK, Z.n. MCI oder Apoplex, Ergotamin in den letzten 24 – 48 h, Raynaud-Krankheit, Schwangerschaft, Bluthochdruck

13.4 Krampfanfall

▨ Erster Anfall

- Ein erster Krampfanfall hat bedeutsame Konsequenzen: Wortwahl „Krampfanfall" statt „Epilepsie" ist sensibel.
- nicht jeder Krampfanfall = Epilepsie
- sollte immer abgeklärt werden

Nach einzelnem Anfall sind Antikonvulsiva meist nicht mehr sinnvoll.

▨ Differenzialdiagnose
- Hypoglykämie
- andere schwere metabolische Störungen
- Hypoxie: (konvulsive) ($\rightarrow$) Synkope (s. Kap. 1), passagerer Kreislaufstillstand (Asystolie, VT/KFli)
- Alkohol, andere Drogen; Entzug
- intrakranielle Läsion (Blutung, Ischämie, Infekt, Tumor, Trauma)
- Migräne, Kataplexie, psychiatrische Erkrankungen
- Eklampsie

▨ Untersuchungen
- neurologischer Status
- BZ, Na, K, BB; Crea, LFP; evtl. Alkohol, Antidepressiva, Schwangerschaftstest, Gerinnung
- EKG
- CT (ohne *und mit* KM) oder MRT (sensitiver); *dringend bei* Herdzeichen, Verletzungszeichen, HIV, Antikoagulation, anhaltender Bewusstseinstrübung

▨ Weitere Maßnahmen
- Definitive Diagnose „Epilepsie" erfordert eine detaillierte Anamnese, insbesondere mit *Augenzeugen*, Evaluierung durch einen erfahrenen Neurologen, und EEG.
- Dasselbe gilt für Therapiebeginn mit Antikonvulsiva.

▨ Anfall bei bekannter Epilepsie

Mögliche Ursachen
v. a. bei Änderung von Anfallsmuster oder -frequenz:
- Incompliance
- interkurrente Erkrankung (v. a. Infektion)
- Alkohol, Drogen

- Schlafentzug
- Disco-/Flackerlicht

Maßnahmen
- Monitor bis Erholung
- suche Verletzungszeichen
- bestimme Antikonvulsiva-Spiegel, evtl. Dosisanpassung
- Entlassung möglich wenn voll wiederhergestellt, symptomfrei und häusliche Supervision durch verantwortungsbewussten Erwachsenen gesichert
- möglichst baldige Kontrolle beim behandelnden Neurologen

Beratung
- kein Fahrzeug lenken, keine problematischen Maschinen bedienen
- Schwimmen, Klettern u.a. potenziell gefährliche Aktivitäten vermeiden

13.5 Status epilepticus

Definition
- Dauer > 5 min: durchgehend oder Serie ohne interiktale Bewusstseinsklärung
- Grand-Mal-Status: Serie aufeinander folgender, tonisch-klonischer Anfälle mit Bewusstseinsverlust ohne interiktale Klärung des Bewusstseins; oft Zungenbiss, Sezessus, Zyanose und postiktale Ermattung
- seltenere Varianten: Absencen, komplex-fokal (psychomotorisch), fokal-motorisch, tonisch, myoklonisch

■ *Risiko*: irreversible Hirnschädigung

Differenzialdiagnose „psychogen" („Pseudostatus")
- asynchrone Bewegungen, Kopfschütteln, oft intensiviert durch Festhalten

- Widerstand gegen Lidöffnen oder passive Bewegung der Extremitäten
- Patient kann verhindern, dass die Hand auf das Gesicht fällt (zieht Hand vorher weg)
- normale Sehnen-, Korneal- und Lidreflexe
- evtl. Verifizierung mittels EEG

Therapie bei tonisch-klonischem Status epilepticus

- Atemwege freimachen (Zahnprothesen entfernen, Absaugen), Puls tasten, Seitenlage
- BZ $< 50 \rightarrow$ Glucose 25 g i.v., z.B. Glucose 33% 100 ml i.v.

Achtung: bei chronischer Alkoholkrankheit: Thiamin 100 mg i.v. *vor* Glucose-Infusion

- O_2: 2 – 6 l/min
- i.v.-Zugang, NaCl 500 ml
- Monitor: EKG, Pulsoxy

Status-Therapie:
- genau so!
- bis zum Sistieren!

Antikonvulsiva

1. Benzodiazepin i.v.
- Lorazepam 2 – 4(– 8) mg über 5 min; alternativ Diazepam 10 – 20 mg
- wenn i.v. nicht möglich: Diazepam 10 mg rektal, alternativ Midazolam 5 mg bukkal oder intranasal
- evtl. Wiederholung bis Maximum: Lorazepam bis max. 8 mg (0,1 mg/kgKG), Diazepam bis 40 mg (0,5 mg/kgKG)

Risiko: Ateminsuffizienz

2. Wenn weitere Anfälle, 10 min: Phenytoin i. v. 250 mg
- max. 150 mg/min, bis zu 1.000 mg über 20 min
- alternativ Fosphenytoin 20 mg/kgKG i.v., max. 150 mg/min
- alternativ Valproat 20–25 mg/kgKG i.v. über 5–20 min, dann 2 mg/kgKG/h

3. Wenn weitere Anfälle, 30 min
- = refraktärer Status epilepticus
- Intubation spätestens jetzt
- Phenobarbital i.v. 20–30 mg/kgKG, max. 100 mg/min

4. Wenn weitere Anfälle, 60 min: Allgemeinnarkose
- Thiopental 100–250 mg über 20 s, dann Boli à 50 mg alle 2–3 min, bis Anfallskontrolle erreicht
- Midazolam Bolus 0,15–0,2 mg/kgKG, dann 0,1–0,4 mg/kgKG/h
- Propofol 2 mg/kgKG, dann 6–12 mg/kgKG/h; *nicht* bei Kindern: *Risiko* fatale Laktazidose

▢ Typische Komplikationen
- Blutdruckabfall → Catecholamine
- Ateminsuffizienz → Intubation
- Aspiration
- Hirnödem
- Hyperthermie (→ Rhabdomyolyse)
- Herzrhythmusstörungen
- Extravasation der Antikonvulsiva

▢ Weitere Maßnahmen

EEG so schnell wie möglich!

- Verletzungszeichen
- EKG, RR, Temperatur
- BZ, Na, K, Mg, Cl, GOT, GPT, Crea, Harnstoff, CK, CK-MB, Troponin; BB, BSG, CRP; LFP; BGA

- erwäge Schwangerschaftstest, Alkohol, Antidepressiva, TSH
- evtl. Antiepileptika-Spiegel (Phenytoin, Carbamazepin, Phenobarbital, Primidon, Valproat, Succinimide)
- evtl. Medikamenten- und Drogen-Spiegel (Antidepressiva, Lithium, Theophyllin)
- Akut-EEG: bei Verdacht „nicht konvulsiver Status epilepticus" (Subtle Status oder EEG-Status), nach lang wirksamem Muskel-Paralytikum, bei medikamentös induziertem Koma
- erwäge CCT, MRT, EEG, Sono Halsgefäße, LP, Thx-Rö

Außenanamnese: Epilepsie bekannt?

13.6 Schlaganfall und TIA

▨ Hinweise
- neu: Paresen, Sensibilitäts-, Gleichgewichts-, Bewegungs-, Koordinations-, Sprach-, Hör-, Seh-, Orientierungs-, Schluckstörungen
- Drehschwindel, Nausea, Erbrechen
- Gedächtnisverlust
- gelegentlich Hyperkinesien, Bewusstseinsstörung, Kopfschmerzen oder Krampfanfall

Dissektionsverdacht:
- Halsschmerzen
- Nackenschmerzen

▨ Ursachen
- Blutung (15 %), Ischämie (85 %)
- Dissektion, Sinusthrombose, Vaskulitis, Fabry-Krankheit
- Embolie: Thromben im linken Herzen oder in den großen Arterien, Endokarditis, Herzklappenprothese, MCI, Ventrikelaneurysma, CMP, Myxom, arterielle Plaque

- andere Embolie: Atheroembolie, Luft, Fremdkörper
- Hyperviskosität: Polyglobulie/Polyzythämie, Myelom, Paraproteinämie, Thrombozythämie, Sichelzellanämie, Malaria
- genetisch: CADASIL, MELAS

Differenzialdiagnose
- Hypoglykämie; Niereninsuffizienz, Leberinsuffizienz, BZ ↑ ↑, Na ↓ oder ↑
- Intoxikation
- Durchgangssyndrom, psychogen
- Migräne, postiktaler Zustand
- Hirn-Tumor, Meningeose, Infektion, Hydrozephalus
- Anämie, Hypotension/Schock, Rhythmusstörung

Einteilung
- irreversibel = Schlaganfall = Stroke
- reversibel = TIA
- progressive Stroke: zunehmende klinische Verschlechterung

Sofortmaßnahmen
- Atemwege freimachen (Zahnprothesen, Absaugen), Puls tasten
- BZ < 50 → Glucose 25 g i. v., z. B. Glucose 33 % 100 ml i. v.; bei chronischer Alkoholkrankheit: Thiamin 100 mg i. v. *vor* Glucose-Infusion
- i. v.-Zugang, NaCl 500 ml
- Monitor: EKG, Pulsoxy
- *sofort* Neurologen beiziehen: Lyse ist eine Therapieoption in den ersten 3 h nach Symptombeginn bei ausgewählten Patienten mit ischämischem Schlaganfall
- *sofort* CCT oder MRT: Ischämie, Blutung, Raumforderung
- O_2 2 l/min, Ziel $SpO_2 \geq 95\%$
- Echo u/o CT Thorax bei: Verdacht auf Aortendissektion, Endokarditis, Myxom

Keine Gerinnungshemmer!

Kein Aspirin:

- ohne CT (Blutung?)
- solange Lyse-Option

▨ Therapie bei ischämischem Schlaganfall

- Lyse-Therapie: nur nach rigoroser neurologischer Abwägung
- ASS 300 mg p. o., rektal oder i. v.
  - bei ASS-Unverträglichkeit: Clopidogrel 75 mg p. o.
  - *keine* Plättchenfunktionshemmer bei GIT-Blutung oder hohem Blutungsrisiko
- Thromboseprophylaxe mit NMH, frühestens 24 h nach Lyse, bei Patienten mit eingeschränkter Mobilität

Erwäge

- Insulin, wenn BZ > 180 mg/dl, z. B. 6 E/h kont. i. v.
- Paracetamol bei Fieber > 38 °C
- Der optimale Blutdruck ist unbekannt, folge evtl. lokalen Richtlinien, üblichste Empfehlung für Intervention:
  - Blutdruck > 220/120 mm Hg, mit Ziel ~ 180/100, z. B. Urapidil 12,5 mg, gefolgt von 4 – 8 mg/h
  - oder Labetalol 10 mg i. v. über 1 – 2 min
  - oder Nitro kont. i. v. 1 – 4 mg/h; oder Captopril p. o. 6,25 mg

Bluthochdruck in Akutphase:

- Senken ist selten sinnvoll.
- *keine* lang wirksamen Mittel
- Stress? Volle Blase?

Nicht empfohlen

- Glucose-Infusion routinemäßig
- Kolloide, Hämodilution, Steroide
- volle Heparin-Antikoagulation routinemäßig

▣ Weitere Untersuchungen

- Sono Halsgefäße; evtl. MRT, Angiographie
- EKG: VHFli, Ischämiezeichen?
- BB, CK, Na, Cl, K, Gerinnung, Crea, Harnstoff; evtl. CRP, BSG, BGA, LFP, LDH, CK, CK-MB, Troponin, Harn
- evtl. Lipide; Serum-Elphor; Lues, ANA, Vaskulitis, Thx-Rö

13.7 Schwindel, Vertigo

▣ Schwindel differenzieren

Vestibulär

Illusion einer Bewegung („es dreht sich") → Störung des vestibulären Systems:
- peripher (Labyrinth, N. vestibularis)
- oder zentral (Hirnstamm, Kleinhirn)

Nicht vestibulär
- Präsynkope: „schwarz vor Augen", durch ZNS-Hypoperfusion, z. B. orthostatisch, Blutung (→ Synkope, s. Kap. 1)
- Gangunsicherheit: variable Kombinationen von Neuropathie, Sehstörung, muskuloskeletalen Störungen u. a.; selten akut
- unspezifischer Schwindel: unangenehmes, schwer in Worten fassbares Empfinden im Schädel („komisches Gefühl"); assoziiert mit Hyperventilation, Angst, Stress u. a.

> Akut gefährlich:
> - zentral vestibulär
> - Präsynkope

Vestibulärer Schwindel

▣ Ursachen
- akute, einseitige Prozesse im vestibulären System

Vestibulär:
- Drehschwindel
- Nystagmus
- ± Erbrechen

Klinik
- „Die Umgebung dreht sich."
- Nystagmus:
  - seitenbetont → vestibulär
  - nicht seitenbetont = in mehreren Richtungen gleich → nicht vestibulär (v. a. Alkohol, Vergiftung)

Zentraler vestibulärer Schwindel

- ZNS-Erkrankung (→) Schlaganfall (Hirnstamm, Kleinhirn), s. auch Kap. 13.6

Alarmzeichen

Kleinhirninfarkt: *Risiko* Einklemmung

- Schwankschwindel („wie auf einem Schiff")
- schwere Gangunsicherheit, fällt hin beim Versuch zu Gehen: überprüfe das!
- oft erstaunlich symptomarm: „wirkt nicht schwer krank"
- Doppelbilder, andere neurologische Ausfälle
- fluktuierende neurologische Defizite

Vorgehen
- wie bei (→) Schlaganfall, s. Kap. 13.6
- Neurologen beiziehen

Peripherer vestibulärer Schwindel

Ursachen
- kein Schlaganfall!
- Störung von Labyrinth oder N. vestibularis

■ **Klinik**
- wirkt akut und schwer krank
- Nystagmus ist *rein rotatorisch*
- Ohrgeräusch oder Hörsturz → HNO-Arzt beiziehen (v. a. Menière-Krankheit)

Benigner paroxysmaler Lagerungsschwindel

■ **Klinik**
- lageabhängig
- Dauer: Sekunden
- heftiger Brechreiz

■ **Therapie**
- Lagerungsmanöver

Neuritis vestibularis

■ **Klinik**
- Dauer-Drehschwindel
- bessert sich durch Schließen der Augen

■ **Therapie**
- stationär, supportiv
- Antiemetika

Präsynkope

Vorgehen wie bei (→) Synkope, s. Kap. 1

Tipps

Vegetative Symptome:
- dramatisch: fast immer peripher vestibulär
- keine oder leicht: potenziell zentral/gefährlich

- jeden Schwindligen aufstehen lassen: verringert Risiko, zerebellaren Schlaganfall zu übersehen (*Risiko*: Einklemmen)
- Schmerzen in Hals oder Nacken: Vertebralis-Dissektion?
- rasche Besserung schließt Neuritis vestibularis aus

14 Psychiatrie

14.1 Problempatienten

Aggressive, feindselige Patienten

- Sicherheit geht vor: selbst, Mitarbeiter und Mitpatienten
- Sicherheitsdienst oder Polizei alarmieren: niedrige Schwelle
- Erfahrene beiziehen, Vorgesetzte informieren: frühzeitig
- *nicht* allein zum Patienten; Fluchtweg sicherstellen
- Deeskalation: „Es tut mir leid!", „Bitte entschuldigen Sie!", Zuhören: „Bitte erzählen Sie!", „Kann ich etwas für Sie tun?"; erkläre einfach und ruhig evtl. Handlungen, z. B. ärztliche Untersuchung
- *vermeide*, überzeugen zu wollen
- Außenanamnese
- Dokumentation

Abhängigkeit: Alkohol, Benzodiazepine, Opiate

- Bewusstseinstrübung *nicht* banalisieren: Bewusstsein ↓ ist immer ein Notfall (Asphyxie, Aspiration), egal ob durch Alkohol, Drogen oder anderes
- Beschwerden *nicht* banalisieren: chronischer Missbrauch erhöht Anfälligkeit für viele bedeutsame Akuterkrankungen
- leicht zu übersehen: Hypoglykämie, intrakranielle Blutung

Risiko Substandardbetreuung („eh nur betrunken"): Der „Stammkunde" kann heute ein anderes oder zusätzliches Problem haben.

- einfache Schmerztherapie wirkt bei den meisten gleich wie bei nicht Drogenabhängigen

Drogenwunsch:
- keine Ersatzdrogen ohne Psychiater
- *Risiko* Überdosis

Bekannte psychiatrische Erkrankung

- möglichst Vorbefunde einholen
- möglichst bisherige Betreuer identifizieren und beiziehen
- frühzeitig psychiatrisch Erfahrene beiziehen

14.2 Akute Verwirrtheit

▦ Überblick
- bei 90 % ist die Ursache organisch
- typisch: plötzliches Auftreten

▦ Sofortmaßnahmen
- ABC, Blutzucker, HF, Pulsoxy
- i. v. Zugang, Monitor
- evaluiere wie (→) Bewusstseinstrübung, s. Kap. 1
- Außenanamnese!

▦ Differenzialdiagnose zu akuter Psychose
- chronische Verwirrtheit, z. B. Demenz
- jede schwere Erkrankung (→ Bewusstseinstrübung, Kap. 1), v. a. bei Älteren:
- Infektion
- Medikamentennebenwirkung: v. a. Opiate (auch Pflaster), Psychopharmaka, NSAR, Steroid, Antiparkinsonmittel, Anticholinergika; manchmal auch: Theophyllin, Digitalis, Cimetidin
- Dehydration, schwere Elektrolytstörung
- ZNS-Erkrankung, postiktal
- Vergiftung: v. a. Alkohol, Psychopharmaka, Cocain, Pflanzen, CO, Schnüffeln

- Entzug: Alkohol, Benzodiazepine, Opiate; Barbiturate, GHB (= γ-Hydroxybuttersäure)
- postoperativ, v. a. nach langer Allgemeinnarkose
- *nicht* übersehen: Hepatopathie; Niereninsuffizienz; Malaria; Hyper- und Hypothyreose, Nebennieren-Störung (Addison-Krankheit, Cushing-Syndrom), Kollagenosen, Vaskulitis, Porphyrie; angeborene Stoffwechselerkrankungen

Nicht vergessen:
- Hypoglykämie
- Hypoxie
- Kopfverletzung
- Alkoholentzug
- pralle Blase
- Dehydration
- Medikamente

14.3 Akute Erregung, Agitation

Ursachen
- wie (→) akute Verwirrtheit (psychiatrisch, somatisch)

Differenzialdiagnose „psychiatrische" Agitation
- Vergiftung
- Entzugssyndrom
- schizophrene Psychose
- Manie
- agitierte Depression
- psychogene Reaktion

Nicht medikamentöse Maßnahmen
- möglichst geschütztes, nicht bedrohliches Ambiente
- versuche ruhiges, einfühlsames Zuhören; ermuntere zu Erzählen, Herz-Ausschütten; mache spürbar: Bemühen um Verstehen
- erwäge Person beizuziehen, der der Patient vertraut

▨ **Sedierung bei schwerer Agitation**
- wenn Gespräch ineffektiv, ungünstiger Verlauf oder offensichtliche Gefährdung (selbst, andere)
- 1. Wahl: Benzodiazepin, wo möglich p.o.; alternativ i.v. oder i.m., z.B. Midazolam 5 mg (HWZ 3 h), Lorazepam 2 mg (HWZ 15 h), Diazepam 5 mg (HWZ 70 h)

Benzodiazepine: Wirkbeginn oft erst nach 20 min

- wiederhole Benzodiazepin nach Schweregrad/Verlauf, alle (10–)20 min

▎ *Risiko*: Atemdepression, besonders bei (Alkohol-)Intoxikation
▨ → sei bereit für evtl. Intubation

- alternativ Haloperidol 5(–20) mg i.v. oder i.m.; *Risiko:* senkt Krampfschwelle; bei Älteren: besser *nicht*, besser Risperidon
- noch intensivere Medikation ist selten erforderlich; evtl. Kombination Benzodiazepin + Haloperidol; evtl. Chlorprothixen 50(–400) mg p.o. oder i.m. (i.v. z.B. bei Antikoagulierten)

▨ **Fixieren, Festhalten**
- selten sinnvoll; bewirkt meist Eskalation
- nur in Ausnahmefällen, z.B. bei klarer unmittelbarer Gefährdung (selbst, andere), oder bis Sedierung wirkt (i.m.)
- möglichst mit sicherer Überzahl: z.B. 3 starke Männer

14.4 Alkohol-Entzugssyndrom

▨ **Definition**
- „Alkohol" = Ethanol

▨ **Klinik**
- Unruhe, Erregung (Tremor, HF ↑, Schwitzen, Fieber, Nausea, Angst); evtl. Krampfanfälle, Halluzinationen

- Beginn: bereits Stunden nach letztem Konsum; möglich auch schon während Absinken der Blutkonzentration
- Differenzialdiagnose: ($\rightarrow$) akute Verwirrtheit, v.a. andere Entzugssyndrome (Opiat, Benzodiazepin, GHB) und somatische Erkrankungen

Beachte: häufig Komorbidität bei Alkoholkrankheit

Milder Verlauf

- bei 85 – 95% mild (Unruhe, Tremor)
- Therapie: oft reicht Symptomlinderung mit Benzodiazepin, Dosis nach geschätzter Toleranz, evtl. anhand früherer Episoden, z.B. Oxazepam 15(–50) mg p.o. 3 – 4 × täglich, nach Toleranz, maximale Tagesdosis 350 mg

Schwerer Verlauf (= Delirium tremens)

▦ Klinik

- schwere autonome Exzitation (HF ↑ ↑, Hyperthermie, Schwitzen)
- Bewusstsein ↓, Verwirrung, Halluzinationen

▦ Komplikationen

- respiratorische Insuffizienz
- Aspiration
- Pankreatitis
- Multiorganversagen

▦ Maßnahmen

- Monitor: SpO_2, EKG
- O_2 2 l/min
- Benzodiazepine i.v., z.B. Lorazepam initial 2(–4) mg i.v. oder i.m.; alternativ Diazepam 10 – 15 mg i.v. oder i.m.
- Wiederholung: nach 10 – 20 min, nach Bedarf
- Ziel: milde Somnolenz, ausreichende Spontanatmung
- Intubationsmaterial bereit halten

- Überwachungs- oder Intensivstation
- erwäge Thiamin 100 mg i. v., v. a. vor Gabe von Glucose
- selten sinnvoll: Haloperidol und andere Neuroleptika; β-Blocker; Antikonvulsiva prophylaktisch

14.5 Bewegungsstörungen

Differenzialdiagnose und -therapie

- neu (Neuroleptika-Nebenwirkung?) oder bereits bekannt?
- akute Dystonie: Biperiden 5 – 10 mg i. v. oder p. o.
- Akathisie: β-Blocker
- tardive Dyskinesie: Neuroleptika absetzen kann verschlechtern
- funktionelle Bewegungsstörung: häufig
- dissoziative Zustandsbilder: wesentlich häufiger als Katatonie

Katatonie, Stupor

Definition

- Katatonie, Stupor = Erstarren aber wach (bei Bewusstsein)
- Erstarren: motorisch, verbal (Mutismus) u/o emotional

Achtung Raptus**:** Katatonie kann akut „explodieren"

Ursachen

- katatone Schizophrenie, katatone Depression
- dissoziativer Stupor
- „Totstellreflex" in akuter Belastungssituation

Differenzialdiagnose

- Locked-in-Syndrom
- ZNS-Erkrankungen: Enzephalitis, Raumforderung u. a.
- Bewusstseinstrübung (→ Kap. 1)
- im Besonderen auch Medikamente, v. a. Neuroleptika und Glucocorticoide, sowie Vergiftungen

▓ **Vorgehen**
- initial wie bei →Bewusstseinstrübung
- bei Verdacht auf psychiatrische Erkrankung: Erfahrenen beiziehen – erwäge Überbrückung mit Lorazepam 2 – 4 mg i.v.

14.6 Suizidversuch, Suizidalität

▓ **Überblick**
- Suizidaliät überlappt breit mit Selbstbeschädigung.
- *nicht* allein lassen
- Fixieren und Festhalten sind problematisch, manchmal vertretbar (*Risiko* erweiterter Suizid)
- frühzeitig erfahrene Psychiater beziehen

Suizidalität:
- klar ansprechen
- ernst nehmen

▓ **Risiko einschätzen**
Je mehr Ja-Antworten, um so höher das Risiko:
- Denken Sie daran, sich das Leben zu nehmen?
- Häufig?
- Sind diese Gedanken quälend, wie ein Zwang?
- Haben Sie konkrete Selbstmordgedanken?
- Haben Sie schon einen Selbstmord versucht?
- Haben Sie einen Selbstmord miterlebt?
- Sehen Sie Ihre jetzige Situation als aussichtslos an?
- Wohnen Sie alleine?

14.7 Stationäre Aufnahme

Eine stationäre Behandlung ist nur bei Zustimmung des Patienten erlaubt, außer nach dem Unterbringungsgesetz.

Unterbringungsgesetz

Unterbringung muss veranlasst werden, wenn alle drei Kriterien erfüllt sind:

- psychische Erkrankung liegt vor
- adäquate Behandlung ist nur an psychiatrischer Abteilung möglich
- akute Selbst- u/o Fremdgefährdung

Vorgehen

- durch Qualifizierte: Amtsarzt, Polizeiarzt, Psychiater
- Entscheidung dokumentieren

15 Blut, Hämatologie

15.1 Anämie

▨ Kritische Ursachen
- Blutung
- Hämolyse
- selten: thrombotische Mikroangiopathie

▨ Zusatzinformationen
- sichtbare Blutungen, Hämatemesis, Meläna?
- digitale rektale Untersuchung, Hämoccult
- Ikterus? Änderung von Harn (dunkler) oder Stuhl (heller)?
- Lymphadenopathie, Hepato-, Splenomegalie?
- Medikamente, Antikoagulation?
- Trauma; frühere Erkrankungen?
- bei Vitamin-B_{12}-Mangel: Polyneuropathie, Sehstörung, (Durchfall)

▨ Akutmaßnahmen
- HF, Pulsoxy, RR, Temperatur
- i.v. Zugang, NaCl 500 ml; evtl. ($\rightarrow$) Schocktherapie, s. Kap. 2
- Sono Abdomen, Pleuren (evtl. retroperitoneal, Oberschenkel): freie Flüssigkeit? (Hepato-)Splenomegalie, Lymphknoten, schwanger?
- erwäge: Akut-Endoskopie, CT (v. a. für Retroperitoneum)
- Akutlabor: BB, Diff.BB, Retikulozyten; LDH, Bilirubin direkt und indirekt, Haptoglobin, freies Hb; Fragmentozyten (in % aller Ery); Blutgruppe; CRP, Crea, Harnstoff; LFP; Gerinnung; D-Dimer
- möglichst bald: direkter Coombs-Test; Malaria-Test; Retikulozyten; Vitamin B_{12}, Folat, Eisenstatus; Hämolyse-Test, Coeruloplasmin, Serum-Elphor

- erwäge Schwangerschaftstest
- erwäge: Ery-K bestellen, evtl. FFP, TK
- Thx-Rö

Hämolyse

Ursachen

- Krise bei chronischer Hämolyse: z. B. Infekt bei Sphärozytose, Sichelzellanämie, Thalassämie; z. B. oxidativer Stress bei G6PDH-Defekt (= Favismus)
- immunologisch: primär autoimmun, Medikamenten-induziert, Kälteagglutinine, inkompatible Transfusion
- infektiös: Malaria; selten: Mykoplasmen, Ehrlichiose, Babesiose, Clostridium perfringens u. a.
- Mikroangiopathie: erkennbar an Fragmentozyten
- andere seltene (Coombs-neg.): paroxysmale nächtliche Hämoglobinurie (PNH); Perniziosa, Wilson-Krankheit

Therapie

- potenzielle Trigger möglichst beseitigen, v. a. Medikamente
- Coombs-pos., schwer: Prednisolon 1 – 2 mg/kgKG, PPI
- weitere Optionen je nach Grunderkrankung und Schweregrad: Antibiotika; Vitamin B_{12}; Steroid; Immunglobuline, Zytostatika; Plasmapherese, Austauschtransfusion; Splenektomie

Mikroangiopathische hämolytische Anämien

Pathogenese

- Fragmentierung der Erythrozyten in thrombotisch teilokkludierten kleinen Gefäßen
- meist Thrombozytopenie in variablem Schweregrad

Ursachen

- thrombotisch-thrombozytopenische Purpura ($\rightarrow$ TTP)
- Infektion: EBV, CMV, HIV, E. coli (EHEC), Malaria u. a.
- Sepsis, DIC

- (Prä-)Eklampsie, HELLP
- Toxine, Medikamente: Alkohol, Heparin, Zytostatika, Immunsuppressiva (v. a. Ciclosporin), Clopidogrel
- immunologisch: SLE, CLL, Lymphom, Antiphospholipid
- außerdem: Vaskulitis, maligner Hochdruck, systemische Sklerose, Atheroembolie, Leukämie, Malignom, Chemotherapie, Bestrahlung, Kryoglobulinämie, Perniziosa

▦ Therapie
- der Grunderkrankung, wo möglich
- Eklampsie/HELLP: sofortige Entbindung
- TTP ($\rightarrow$): Plasmapherese

15.2 Sichelzellanämie: Krisen

▦ Klinik
- Schmerzen („vasookklusive Krisen"), z. B. „akutes Thoraxsyndrom", Milzsequester
- Fieber, evtl. ZNS-Ausfälle

▦ Therapie
- O_2, Hydrierung entschlossen, 2 – 4 l/Tag und mehr
- Analgetika, stufenweise Intensivierung: Paracetamol, Codein, Diclofenac, Morphin
- Antibiotika mit breitem Spektrum auch gegen atypische Erreger, z. B. Ceftriaxon + Makrolid
- erwäge Transfusion, Ziel-Hb max. 10 – 11 g/dl, wenn kritische Organischämie (Thoraxsyndrom, ZNS); wenn keine Besserung: Austauschtransfusion

15.3 Thrombozytopenie

▦ Kritische Ursachen
- thrombotisch-thrombozytopenische Purpura (TTP)
- andere thrombotische Mikroangiopathien ($\rightarrow$ mikroangiopathische hämolytische Anämien), v. a. Sepsis, DIC, HELLP, Chemotherapie

- Heparin-induzierte Thrombozytopenie Typ II (HIT II)
- schwere idiopathische thrombozytopenische Purpura (ITP)

Pseudo-Thrombozytopenie: harmlos

- Plättchenaggregation nur in vitro = EDTA-„Unverträglichkeit"
- erkennbar durch: normale Plättchenzahl in Citrat-Blutprobe

Zusatzinformationen

- Medikamente, v.a. Heparin, Zytostatika
- Vorerkrankungen, v.a. Diarrhö (blutig?); Malignom, Bestrahlung, Chemotherapie
- Purpura (v.a. prätibial, Schleimhäute), sichtbare Blutungen
- Splenomegalie, Lymphknoten, Ikterus?

Untersuchungen

- HF, Pulsoxy, RR, Temperatur
- i.v. Zugang, NaCl 500 ml
- Akutlabor: Fragmentozyten (in % aller Ery); Diff.BB; LDH, CRP, Crea, Harnstoff; Gerinnung; D-Dimer; LFP, Bilirubin direkt und indirekt, Haptoglobin; Blutgruppe
- weitere: Malaria-Test; Retikulozyten; Vitamin B_{12}, Folat; ChE
- erwäge Schwangerschaftstest
- erwäge: Thrombozyten-Konzentrate
- Sono Abdomen: Milzgröße, Lymphknoten, Zirrhose, schwanger?
- Thx-Rö
- Speziallabor: vWF-Cleaving-Protease (ADAMTS13) – Defekt oder Autoantikörper, E. coli O157:H7

Thrombotisch-thrombozytopenische Purpura (TTP)

▦ Definition
- thrombotisch-thrombozytopenische Purpura (TTP) = intravasale Plättchen-Agglutination

▦ Klinik
- variable Kombinationen von Thrombozytopenie, Coombs-neg. hämolytischer Anämie (LDH, Fragmentozyten), mäßig hohem Fieber, Niereninsuffizienz, neurologischen Ausfällen
- Gefäßverschlüsse können prinzipiell in jedem Organ auftreten (MCI, „Pankreatitis", „Schlaganfall")
- typisch: Fragmentozyten > 10% aller Erythrozyten; Gerinnung normal (initial), keine Purpura, Organ-Ischämie

▦ Therapie
- erfordert klinische Urteilskraft und Erfahrung; ICU
- Akut-Plasmapherese vs. FFP (nicht Albumin): senkt Mortalität von > 90% auf ~ 10%
- Prednisolon 1 – 2 mg/kgKG i. v.
- Thrombozyten-Konzentrate sind zweischneidig („Öl ins Feuer"?); am ehesten bei schwerer Thrombozytopenie *und* Blutungen
- evtl. Rituximab, v. a. bei Antikörpern gegen ADAMTS13

▦ Differenzialdiagnose
- andere thrombotische Mikroangiopathie (→)

Differenzialdiagnose hämolytisch-urämisches Syndrom (HUS)
- Klinik ähnlich zu TTP, aber andere Pathogenese (Toxin), milder, im Vordergrund die Nierenschädigung
- typisch nach (blutiger) Durchfallerkrankung (Verotoxin von E. Coli O157:H7, Shiga-Toxin)
- Plasmapherese nützt *nicht*
- Antibiotika sind problematisch: können verschlechtern

Heparin-induzierte Thrombozytopenie Typ II (HIT II)

Definition
- hochgradig prothrombotischer Zustand durch intravasale Stimulation der Plättchenaggregation

Diagnosekriterien
- andere Ursachen sind weniger wahrscheinlich
- Plättchen < 100 G/l oder Abfall um 50 % in wenigen Tagen
- Beginn 5 – 8(− 14) Tage nach Beginn von Heparin; kann früher beginnen, wenn Heparin bereits innerhalb der letzten 100 Tage
- neue Thrombosen oder Embolien; Reaktion an Heparin-Einstichstellen: Entzündung, Plaque oder Nekrose
- Plättchen steigen nach Heparin-Stop innerhalb weniger Tage
- Speziallabor: Patientenplättchen aggregieren mit Heparin

Heparin-PF4-Antikörper:
- unspezifisch
- falsch neg. ∼ 10 %

Maßnahmen
- jegliches Heparin penibel *vermeiden*, auch Spuren
- Danaparoid (Organan) oder Lepirudin (Refludan), nach Verfügbarkeit und Praktikabilität; Dosis nach Klinik
- schwere thrombotische Symptome: erwäge Immunglobuline hochdosiert, Plasmapherese
- *keine* Cumarine, solange Thrombozytopenie nicht rückgebildet: *Risiko* „venöse Extremitätengangrän"

Idiopathische thrombozytopenische Purpura (ITP)

▦ Definition
- idiopathische thrombozytopenische Purpura (ITP)= Werl-hof-Krankheit

▦ Maßnahmen
- potenzielle Auslöser möglichst beseitigen, z.B. Medika-mente
- solange keine bedeutsamen Blutungen: Zurückhaltung mit Akuttherapie (Steroid, Thrombozyten-Konzentrate)
- Plättchen >50 G/l: i.A. keine Therapie
- Plättchen $20-50$ G/l ohne bedeutsame Blutung: Verlauf beobachten oder Prednisolon $1(-2)$ mg/kgKG p.o. oder i.v.
- Plättchen $<10(-20)$ G/l *und* bedeutsame Blutung: Im-munglobuline i.v. 1 g/kgKG/Tag für $2-3$ Tage + Predniso-lon $1(-2)$ g/Tag p.o. oder i.v. für 3 Tage + Thrombozyten-Konzentrate $5-8$ E

15.4 Neutropenie

▦ Definition
- Neutrophile = segmentkernige + stabkernige Granulozy-ten

▦ Schweregrad
- $<0,5$ G/l: schwer, hohes Infektionsrisiko
- $0,5-1,0$ G/l: mäßig schwer, erhöhtes Infektionsrisiko
- $>1,0$ G/l: Infektionsrisiko nicht bedeutsam erhöht

▦ Klinik
- evtl. Fieber, Infektzeichen, Aphthen, Herpes, Soor
- Zusatzinfo: Malignom, Bestrahlung, rezente Chemothera-pie, rezenter Infekt, B-Symptomatik, Medikamente, Beruf (Lacke, Benzin?); Durchfall, Schmerzen?
- Status: auch Mund, Rachen, anogenital; evtl. Katheter

Neutropenie mit Fieber $> 38\,°C$

▨ Definition
- Fieber ist unscharf definiert, z.B. $> 38\,°C$ länger als 1 h

▨ Untersuchungen
- HF, AF, RR, SpO_2, Temperatur
- BB + Diff.BB, CRP, Crea, Harnstoff, LFP, Gerinnung; BZ, Na, Cl, K, BGA; D-Dimer

Wenig Leuko $\rightarrow$ wenig Entzündung: Infekt-Schweregrad ist leicht zu unterschätzen.

- zügige Fokus-Identifizierung: Thx-Rö, NNH-Rö, Sono Abdomen
- Thx-CT: sensitiver als Thx-Rö für Infiltration
- Kulturen inklusive Pilze: Blut, Harn
- baldige Knochenmarkpunktion, außer offensichtliche, bekannte Ursache
- evtl. weitere: Vitamin B_{12}, Folat, Serum-Elphor

▨ Maßnahmen
- Breitspektrum-Antibiotika, z.B. Piperacillin/Tazobactam $3 \times 4{,}5\,g$; alternativ Imipenem/Cilastatin $3 - 4 \times 0{,}5 - 1\,g$ $\pm$ Aminoglycosid; alternativ Levofloxacin $1 - 2 \times 250 - 500\,mg$ + Vancomycin $2 \times 1\,g$
- erwäge zusätzlich Vancomycin bei: Verdacht auf Katheter-Infektion, bekannte Kolonisation mit MRSA, Hypotension
- problematische Medikamente möglichst absetzen
- nur durch Erfahrene: Wachstumsfaktoren, z.B. G-CSF $5\,\mu g/kgKG/Tag$ s.c.; Leukozyten-Konzentrate
- erwäge bei begründetem Verdacht: TMP-SMX (Pneumocystis), Fluconazol, Aciclovir, Ganciclovir

15.5 Hyperviskosität

Klinik
Vielgestaltig und fluktuierend; klassische Bilder:
- Blutungen + Sehstörung + neurologische Ausfälle
- Blutprobe kann nicht verwertet werden, weil sie geliert

Diagnose
- Protein ↑ ↑
- Plasma-Viskosität > 4,0 (relativ zu H_2O)
- Zusatzinfo: Serum- und Harn-Elphor; BB + Diff.BB; Crea; Elektrolyte; Gerinnung

Ursache
- Waldenström-Krankheit (bei ~ 90 %)
- Myelom
- u. a.

Therapie
- bei schweren Symptomen: Akut-Aderlass, NaCl i. v.
- Plasmapherese, > 50 % des Plasmavolumens
- Therapie der Grunderkrankung, z. B. Chemotherapie

15.6 Transfusionszwischenfälle

Rückmelden an Blutbank!

Mild
- Fieber u/o Schüttelfrost ohne weitere Pathologie: Paracetamol 1.000 mg p. o. oder Pethidin 50 mg i. v. über 20 min

Schwer
- Allergie bis Anaphylaxie (→ Kap. 2)
- Hämolyse, akut oder verzögert: Hydrieren, ICU, evtl. Austauschtransfusion
- transfusion-related acute lung injury (TRALI): O_2, CPAP

- Herzinsuffizienz: Diuretika; erwäge Aderlass
- Posttransfusionspurpura (Thrombozytopenie 1 – 2 Wochen nach Transfusion): Immunglobulin i.v., Steroid; Plasmapherese

16 Blutgerinnung

16.1 Blutungen

▨ Ursachen

- Störung der Gefäßwand
- Störung der Plättchen
- Störung der Fibrinbildung (der plasmatischen Gerinnung)
- evtl. Kombination (z. B. Verbrauch/DIC, Lebererkrankung)
- selten: Hyperfibrinolyse

Häufigste Ursachen für schwere Blutung:
- Verletzung, OP
- Cumarin-Überdosis
- Heparin, Lyse
- Lebererkrankung
- seltener: Hämophilie, Verbrauch

Störung der Gefäßwand

- Verletzung oder OP, v. a. von intensiv durchbluteten Organen
- Ischämie und Entzündung: hämorrhagische Infarzierung, Ulzera, Vaskulitis, Angioödem, Parvovirus B19 („Gloves-and-Socks-Syndrom")
- fragile Gefäßwände: hohes Alter; langjährige hochdosierte Steroidtherapie; Cushing-Syndrom; Aneurysmen, Gefäßmissbildung, Varizen (Ösophagus, Rektum), Angiodysplasie; Tumor; Osler-Syndrom; Skorbut; Ehlers-Danlos-Syndrom u.a. Bindegewebsschwächen; Amyloidose; Gaucher-Krankheit
- hoher Blutdruck in zarten Gefäßen, hohe Scherkräfte: Husten, Kompressionstrauma (Perthes-Syndrom), Hyperviskosität, hochgradige Aortenstenose (Heyde-Syndrom)

Störung der Plättchen

- Thrombopenie: Blutungen selten bei Plättchen > 20 G/l
- Plättchenfunktionsstörung: Medikamente (v.a. ASS, NSAR), Urämie, Knochenmark-Erkrankung, angeboren

Störung der plasmatischen Gerinnung

- Medikamente: Cumarine, Heparin, u.a.
- Lebersynthese stark eingeschränkt
- angeboren: Hämophilien
- selten: Antikörper gegen Gerinnungsfaktoren (Inhibitoren), Inhibitor-Exzess (z.B. Antithrombin Pittsburgh)

Blutungen differenzieren

Bedeutsame Störung, Blutungsrisiko erhöht

- Blutungen ohne Anlass oder nach banalen Verletzungen
- Nachblutungen nach verschiedenen OP oder Verletzungen, v.a. mit Absinken von Hb oder Transfusionsbedarf
- Blutungsdauer $> 5 - 7$ min
→ Prinzipiell alle Störungen möglich (plasmatisch, Plättchen, Gefäßwand)

Gegen bedeutsame Gerinnungsstörung spricht

- Blutungen nur an einer einzigen Stelle

Keine bedeutsame angeborene Gerinnungsstörung

- Tonsillektomie ohne Nachblutung

Blutungsmuster

- Purpura (Petechien), Haut u/o Schleimhäute: typisch für Thrombopenie und Plättchenfunktionsstörung; Differenzialdiagnose Gefäßwandstörung
- flächenhafte Hämatome: typisch für Störung der plasmatischen Gerinnung; Differenzialdiagnose Gefäßwandstörung
- Blutungen in Weichteile, Muskel, Gelenke: typisch für Hämophilie; Differenzialdiagnose Gefäßwandstörung

▦ Gerinnungslabor

Schwere Störung des Blutes ist sehr unwahrscheinlich, wenn alles normal:
- Thrombozyten, aPTT, PT, Fibrinogen
- TEG, Plättchenfunktion (PFA)
- Lücken:
  - Labor überhaupt: Gefäßwandstörung; milde Plättchenfunktionsstörung
  - BB, aPTT, PT, Fibrinogen: erfassen *nicht* Plättchenfunktionsstörung, Faktor-XIII-Mangel, Hyperfibrinolyse

aPTT hoch – Differenzialdiagnose
- Faktordefekt: häufig: v.-Willebrand-Faktor, Hämophilie A und B; alle anderen sind selten; *keine* aPTT-Verlängerung bei Defekt/Fehlen von Faktor VII, XIII
- hohe Dosen von Heparin (UFH, auch NMH!)
- hohe Dosen von Cumarinen (!)
- DIC
- aPTT hoch, aber normales Blutungsrisiko: Faktor-XII-Mangel (Hageman-Faktor), Lupusantikoagulans; seltener: Fitzgerald-Faktor-Mangel, Fletcher-Faktor-Mangel

PT/INR hoch – Differenzialdiagnose
- Cumarin-Überdosis (→)
- schwere Lebersynthese-Einschränkung
- DIC; Faktor-VII-Defekt
- INR hoch, aber Blutungsrisiko normal: Lupusantikoagulans oder viel Heparin in der Probe

▦ Weitere Untersuchungen
- Fibrinolyse-Hinweise: D-Dimer u/o Fibrinspaltprodukte
- Leberfunktion: ChE, GOT, γ-GT, Bilirubin; AT3
- Nierenfunktion: Crea, Harnstoff
- Diff.BB, Serum-Elphor
- Sono: Leber, Nieren

Tabelle 16.**1** Hämophilie-Schweregrade nach Faktor-Restaktivität

Hämophilie Schweregrad	%
schwer	< 1
mittelschwer	1 – 5
leicht	> 5

Faktoren-Spiegel
- die häufigsten Defekte: v.-Willebrand-Jürgens-Syndrom (vWF ↓, Faktor VIII ↓, Plättchenfunktion ↓), Hämophilie A (Faktor VIII ↓, vWF normal)
- seltener: Hämophilie B (Faktor IX ↓)
- Raritäten: andere Faktor-Defekte

16.2 Cumarin-Überdosis

▨ Ursachen
- ungewollt, absichtlich, Rattengift
- Risikofaktoren für Überdosierung: Eingeschränkte Kooperationsfähigkeit; Vergessen; Änderungen von Diät u/o Medikation; interkurrente Erkrankungen
- Blutungsrisiko steigt mit obigen Risikofaktoren, sowie mit: ASS, andere Plättchenfunktionshemmer, Thrombopenie < 100 G/l, frühere Blutungen, Anämie, Niereninsuffizienz, Leberinsuffizienz, frühere GIT-Blutung oder Ulkus, Alter, längerer HWZ des verwendeten Cumarins

HWZ in Tagen:
- Marcumar: 5 – 7
- Warfarin: 3 – 4
- Sintrom: 1 – 2

▨   Vorgehen

Keine bedeutsamen Blutungen
- INR < 5 → Cumarin reduzieren oder 1(−2) Tage pausieren
- INR > 5 → Pause 1 – 2 Tage; Kontrolle morgen; Wiederbeginn mit Cumarin mit reduzierter Dosis sobald INR < 4; bei hohem Blutungsrisiko zusätzlich Vitamin K 2,5(−5) mg p. o.; bei INR > 9 → Vitamin K 5 – 10 mg p. o.

Schwere Blutung
- Stop Cumarin
- Vitamin K 10 mg i. v. über 10 min
- Prothrombinkomplex-Konzentrat (= PCC, z. B. Beriplex, Prothromplex) 50 E/kgKG i. v. u/o FFP 15 – 25 ml/kgKG; evtl. Novoseven 50(−90) µg/kgKG i. v.
- Kontrolle nach 12 und 24 h

PCC-Dosis:
Faustregel: 1 E/kgKG → PT +1 %

Kritische Blutung oder Akut-OP
- kritisch = intrazerebral/-spinal, Atemwege, Tamponade, Schock
- Prothrombinkomplex-Konzentrat (Beriplex, Prothromplex) 50 – 90 E/kgKG i. v. u/o FFP 15 – 25 ml/kgKG; evtl. Novoseven 90 µg/kgKG i. v.

▨   Allgemeine Maßnahmen
- häufigere Kontrollen (alle 3 – 7 Tage) bis 3 × stabil
- Risikofaktoren mit Patienten besprechen, neu schulen
- bei häufigen Entgleisungen: erwäge Absetzen oder andere Alternativen (ASS, NMH)

16.3 Blutung bei Hämophilie

▨ Überblick

▨ Hämophilie: nichts i. m.!

- Hämophile wissen oft mehr als Ärzte über Hämophilie und ihre adäquateste Therapie
- Betroffene spüren Gelenksblutung oft vor sichtbarer Schwellung
- kontaktiere möglichst Hämophilie-Zentrum, v. a. vor planbaren Interventionen
- möglichst: Kompression, Eispackung, Tranexamsäure lokal. Das reicht bei kleineren Blutungen (Haut, Mundschleimhaut) oft.
- Blutabnahme vor Faktor-Infusion: Faktor-Ausgangswert; evtl. Inhibitortest

▨ Faktorkonzentrate

Dosis-Berechnung: 1 E/kgKG hebt Faktoren im Blut um 1 – 2 % (überprüfe Präparate-Beipackzettel)

- nach Möglichkeit das gewohnte Konzentrat verwenden
- empfohlene Dosen variieren zwischen Zentren und Ländern (Tab. 16.**2**):

Kontrolle 30 – 60 min nach Infusion
- v. a. wenn Inhibitorhämophilie möglich: Vergleich des berechneten mit erreichtem Anstieg: erlaubt Inhibitorhämophilie zu erkennen

Gelenkblutung
- Faktorkonzentrat möglichst früh
- *nicht* punktieren, *nicht* immobilisieren

Tabelle 16.**2** Dosierung Faktorkonzentrat in Abhängigkeit vom Blutungsort

Blutungsort	Ziel [%]	E/kgKG	typische Dosis
Muskel, Gelenk	30	10 – 40	1500 – 2000
Atemwege, Zunge, Hirn, retroperitoneal	80 – 100	50 – 100	5000 – 8000
OP ausgedehnt oder kritisches Organ	50 – 100	50 – 100	5000 – 8000
andere OP	30 – 50	25 – 40	2000 – 3000

Hämaturie
- möglichst hohen Harnfluss aufrechterhalten (Trinken, NaCl i. v.)
- Faktorkonzentrat bei anhaltender Makrohämaturie

◾ *Kontraindiziert*: Antifibrinolytika (Tranexamsäure)

Faktorkonzentrat – Wiederholung
- Faktor VIII und v.-Willebrand-Faktor: nach 12 – 24 h, nach Ansprechen, je nach Blutungsschweregrad, selbe oder halbe Dosis
- Faktor IX: alle 24 h

Hemmkörperhämophilie (= Inhibitorhämophilie)
- erkennen: Blutung weiter trotz Faktorkonzentrat; oder deutliche Diskrepanz zwischen berechnetem und tatsächlichem Anstieg nach Konzentrat
- schwere Blutung: Novoseven 90 µg/kgKG, Wiederholung nach 2 – 3 h, evtl. kont. i. v.; oder: FEIBA 50 E/kgKG

Kleinere Blutungen bei milder Hämophilie

- z. B. Haut, Mundschleimhaut, nach Zahnextraktion
- Faktorkonzentrat oft unnötig
- Kompression, Eispackung, Tranexamsäure lokal
- Desmopressin (DDAVP): wirkt bei Hämophilie A und v.-Willebrand-Jürgens-Syndrom: 0,4 µg/kgKG in NaCl 100 ml i. v. über 10 min oder 150 µg in jede Nasenöffnung → Faktor VIII und vWF steigen × 3 – 5

Schwere Blutung bei schwerer Plättchenstörung

- Thrombozyten-Konzentrate, Ziel: Plättchen > (50 –)100 G/l
- erwäge Desmopressin 0,4 µg/kgKG i. v. in NaCl 100 ml
- erwäge Novoseven 50 – 90 µg/kgKG i. v.

Blutung bei unbekanntem Hämophilie-Typ

- Tranexamsäure 1 g i. v. alle 4 – 6 h
- Frischplasma (FFP) 15 – 25 ml/kgKG
- u/o Prothrombinkomplex-Konzentrat (z. B. Beriplex, Prothromplex) 50 E/kgKG i. v.
- u/o Novoseven 90 µg/kgKG i. v.
- erwäge Konzentrate von vWF, Faktor VIII, Faktor IX, Fibrinogen
- Schocktherapie

16.4 Disseminierte intravasale Gerinnung

Definition

- disseminierte intravasale Gerinnung = DIC = disseminated intravascular coagulation

Einteilung und Therapie

Therapie variiert nach:

- Grunderkrankung
- Verlauf und Schweregrad

Mild, chronisch
- häufige Begleiterscheinung bei schweren Erkrankungen, v. a. Malignom

■ *Risiko*: Thrombose großer Gefäße

- Verbrauch ist selten
- Therapie: der Grunderkrankung; Thromboembolie-Vorbeugung oder -Therapie mit Heparin

Subakut
- typisch bei kritischer Akuterkrankung, z. B. bei Sepsis

■ *Thromboserisiko*, v. a. der Mikrozirkulation

- Verbrauch: gering bis mäßig
- Therapie: ICU, Therapie der Grunderkrankung, niedrigdosiertes Heparin

Akut
- Paradebeispiel: Meningokokkensepsis/Waterhouse-Friderichsen-Syndrom
- diffuse Thrombosierung kleiner und größerer Gefäße, evtl. sekundäres Einbluten, Nekrosen und Amputationen häufig
- Verbrauch: meist deutlich (Plättchen und Fibrinogen ↓ ↓)
- Therapie: Antibiose möglichst rasch, Antikoagulation, erwäge Thrombolyse; ICU

Fulminanter Verbrauch
- Defibrinierung durch schlagartige Aktivierung von Gerinnung und Fibrinolyse
- typische Auslöser: geburtshilfliche Katastrophen (Fruchtwasserembolie, Plazentaablösung), Giftschlangen
- Blutungen und Schock im Vordergrund

- Therapie: entschlossener Volumenersatz (Ery, FFP, Thrombo) durch großlumigen Zugang, erwäge Fibrinogen-Konzentrat

Ziehe Erfahrenen bei: schwere akute DIC erfordert multimodale ICU-Therapie

Weitere Therapie-Optionen
- Inhibitoren-Konzentrate zusätzlich zu Heparin sind unwirksam (AT3, Drotrecogin α)
- Antifibrinolytika sind fast immer *kontraindiziert* – bis auf wenige, wohl zu überlegende Ausnahmen

Untersuchungen
- wie bei (→) Schock, s. Kap. 2
- zusätzlich: TEG, D-Dimer oder FDP, Antithrombin III, Protein C

Ursachen schwerer akuter DIC mit Verbrauch
- Sepsis (Meningokokken u. a.), Schock, Kreislaufstillstand/ CPR
- ausgedehnte Nekrosen: Pankreatitis, Verbrennung, Polytrauma
- akute Leukämie, schwere Hämolyse (z. B. Transfusion)
- Fruchtwasserembolie, Plazentaablösung, intrauteriner Fruchttod
- Eklampsie, Fettembolie, Schlangengift

17 Stützapparat

17.1 Akute Rückenschmerzen

▦ Alarmzeichen
- abrupter Beginn
- neuer Charakter
- Synkope, Hypotension, Dyspnoe
- neue neurologische Ausfälle
- Seitenunterschiede in Puls u/o Blutdruck
- gegen banale Ursache sprechen: Fieber, B-Symptomatik, Beschwerden auch nachts, Immunsuppression

▦ Differenzialdiagnose
- kritisch: Aortendissektion/-ruptur, MCI, PE
- unbehandelt problematisch: Ischämie (z.B. spinal), Blutung (z.B. mediastinal), Pneumothorax, Pleuropneumonie, Infektion/Abszess von Wirbelsäule oder Rückenmark, Malignom, Bechterew-Krankheit, osteoporotische Wirbelkörperfraktur, übertragener Schmerz (Pankreatitis, Cholezystitis, Milzruptur)
- Lumbalgie: Divertikulitis, akute Nierenerkrankung, Nebenniereninfarkt oder -blutung
- Thoraxschmerzen (→ Kap. 5), abdominelle Schmerzen (→ Kap. 8)

17.2 Akute Schmerzen in den Extremitäten

▦ Rasche Diagnose kritisch
- akuter arterieller Verschluss: Puls? Blässe?
- Venenthrombose: Sono, D-Dimer?
- tiefe Infektion: nekrotisierende Fasziitis, Phlegmone
- Blutung, Kompartment-Syndrom
- Muskelinfarkt, v.a. schwere periphere arterielle Verschlusskrankheit (PAVK), langjähriger DM

17.3 Gichtanfall

Diagnose
- klinische Diagnose: nur ein Gelenk; typisch: Hautrötung über dem Gelenk; Grundgelenk der Großzehe (Podagra) oder des Daumens (Chiragra), möglich auch andere Gelenke; ≥ 2 frühere Episoden, Dauer 2 Wochen; evtl. Tophi
- definitive Diagnose: Uratkristalle in Gelenk-Punktat
- Differenzialdiagnose: Pseudogicht (Ca-Pyrophosphat), septisch, Osteonekrose (z.B. nach Steroid), Osteoarthritis
- Risikofaktoren: Übergewicht, Diuretika, Alkohol, Cyclosporin A

Untersuchungen
- BB, CRP, BSG, Crea, Harnsäure (meist normal), BZ
- evtl. Sono Nieren; Rheuma-Serologie

Therapie
- kalte Umschläge, ruhigstellen, hochlagern
- NSAR meist ausreichend, z.B. Diclofenac 2 × 75 mg p.o. oder i.v., oder Indometacin 1 – 2 × 100 mg p.o. oder rektal; für 4 – 8 Tage
- evtl. Steroid, wenn NSAR ineffektiv: z.B. Prednisolon 20 – 40 mg, in fallender Dosierung für 4 – 8 Tage; alternativ ACTH-Depot i.m.
- Magenschutz, wenn NSAR *und* Steroid:, z.B. Pantoprazol 40 mg

Vermeide:
  - Allopurinol: verschlechtert; Start erst ein Monat nach Anfall
- Colchizin: auch tödliche Nebenwirkungen beschrieben

17.4 Allgemeine Schwäche, Lähmung

Potenziell jede schwere Erkrankung, besonders kritisch:

- Kalium ↑ ↑ oder ↓ ↓
- NNR-Insuffizienz (Addison-Krankheit); Cushing-Syndrom, hochdosiertes Steroid
- Thyreotoxikose, v.a. bei Asiaten: hypokaliämische periodische Paralyse (meist selbstlimitiert; *vermeide* Kohlehydrate, Alkohol)
- Vergiftung, v.a. Schwermetalle (z.B. Thallium), Insektizide
- Rhabdomyolyse, Polymyositis, Dermatomyositis
- Myasthenie, Lambert-Eaton-Syndrom
- Guillain-Barré-Syndrom (GBS)
- Botulismus, Diphtherie
- andere neuromuskuläre Erkrankungenen

Akutes Guillain-Barré-Syndrom (GBS)

■ **Klinik**

- aufsteigende schlaffe Tetraparese, ∼ symmetrisch, Sehnenreflexe 0/(+)
- autonome und sensorische Störungen

■ *Risiko*: respiratorische Insuffizienz, Tod

■ **Maßnahmen**
- frühzeitig an Zentrum mit Neuro-ICU
- bei akutem GBS: Immunglobuline i.v., Plasmapherese
- bei Schmerzen: Paracetamol, evtl. Morphin; Steroide sind unwirksam

Botulismus

■ **Klinik**
- typisch Beginn mit Doppelbildern, Dysarthrie, Dysphagie, gefolgt von symmetrischer absteigender schlaffer Parese
- peripher anticholinerge Symptome: Mydriasis, Obstipation, Anhidrose

░ **Maßnahmen**
- polyvalentes Antitoxin (A, B, E) möglichst früh
- ICU, evtl. Beatmung

Myasthenia-gravis-Krise

░ **Klinik**
- abnorme belastungsabhängige Muskelermüdung
- meist Ptose und Doppelbilder, näselnde Sprache, Kau- und Schluckstörung
- Muskeleigenreflexe bleiben erhalten

░ *Risiken*: respiratorische Insuffizienz, Aspiration

░ **Auslöser**
- Infekte u. a. interkurrente Erkrankungen
- OP
- Steroid-Dosisänderung, Aminoglycoside, andere Medikamente

░ **Maßnahmen**
- Neurologen beiziehen, Diagnose zügig sichern
- evtl. Intubation
- Neostigmin 0,2 – 0,5 mg i. v. oder Pyridostigmin
- Immunglobuline i. v., Steroid, evtl. Plasmapherese

17.5 Muskel: Spasmen, Rigor

░ **Kritische Differenzialdiagnosen**
- Tetanus, Enzephalitis, Tollwut
- Serotonin-Syndrom (→ Kap. 7), Strychnin-Vergiftung
- Neuroleptika: Dyskinesien (Antidot: Biperiden)
- Epilepsie (→ Kap. 13)
- Katatonie
- Hypokalzämie (→ Kap. 10)

Tetanus

▨ Klinik
- spastische Tonuserhöhung bei erhaltenem Bewusstsein, v.a. Trismus, Risus sardonicus, Opisthotonus
- Spasmen, spontan und stimulussensitiv; evtl. Laryngospasmus
- schwere autonome Dysfunktion: Tachykardie, Hypertonie, profuses Schwitzen; Wunde verunreinigt durch Erde
- v.a. Ältere

▨ Diagnose
- Klinik, Toxinnachweis im Serum, EMG

▨ Therapie
- Metronidazol 6×500 mg/Tag i.v.; alternativ Cephalosporine, Makrolide
- humanes Tetanus-Immunglobulin 500 E i.m., einmalige Dosis
- chirurgische Sanierung der Wunde
- Spasmolyse, z.B. Diazepam 10–60 mg/Tag p.o. u/o Baclofen 25–100 mg/Tag p.o.
- evtl. Paralyse, evtl. Intubation (schwierig, erwäge primäre Tracheotomie)

17.6 „Rheuma" – häufig Verkanntes

- Sakroileitis (z.B. Bechterew-Krankheit), typisch: nächtliche Kreuzschmerzen, die mit Bewegung besser werden
- Spondylodiscitis, typisch: klopf-/druck-empfindlicher Dornfortsatz und BSG > 50
- Polymyalgia rheumatica: Alter > 60 und BSG > 60

18 Vergiftungen

▨ Allgemeine Sofortmaßnahmen

Oberste Priorität: Vitalfunktionen prüfen und sichern!

- Wirksame *und* zeitkritische Antidota sind nur für einzelne Gifte verfügbar.
- kein Antidot:
  - Ethanol
  - Cocain, Ecstasy
  - Halluzinogene

▨ Akuttherapie bei Vergiftung vs. nicht Vergiftete

Gleich wie bei nicht Vergifteten
- Reanimation
- Behandlung von Krampfanfällen
- Behandlung von bedrohlicher Agitation
- Volumenersatz bei Hypotension: NaCl
- Behandlung von respiratorischer Insuffizienz, außer bei (→) Verätzung p.o.
- Bradykardie: Atropin

Bei Vergiftungen anders
- QTc verlängert → NaBic 100 mmol i.v.
- Tachyarrhythmie: Antiarrhythmika sind sehr problematisch, auch β-Blocker, meist unwirksam, können akut verschlechtern; → Defibrillator, NaBic, Mg, Benzodiazepine
- Bluthochdruck: β-Blocker sind *gefährlich/kontraindiziert* bei Cocain (auch Crack, Ecstasy): können Hochdruckkrise provozieren; → Benzodiazepine, Urapidil
- Catecholamine bei Hypotension → möglichst reine α-Mimetika, z.B. Noradrenalin; mit β-Mimetika (Dopamin, Dobutamin): *Risiko* Hypotension (v.a. Cocain)

Essenzielle akute Antidota
- Naloxon, Flumazenil: → Bewusstseinstrübung, s. Kap. 1
- NaBic: anticholinerge Vergiftung mit EKG-Veränderungen
- Atropin: cholinerge Vergiftung
- Physostigmin, Neostigmin: schwerste anticholinerge Vergiftung
- Cobalamin (Amylnitrit?): Cyanidvergiftung

Alle potenziell Vergifteten observieren
- Observieren bis weiteres Anfluten ausgeschlossen und Abfluten gesichert (v.a. Klinik ± EKG ± Labor): mindestens 4–6 h.
- An- oder Abfluten: die Einschätzung erfordert Verlaufsbeurteilung; eine Momentaufnahme ist zu wenig.
- Angaben von Vergifteten können falsch sein: Dosis, was wurde alles wirklich eingenommen, Zeitpunkt, v.a. bei Suizid.

> Frühzeitig Vergiftungs-Zentrale kontaktieren!

Zusatzuntersuchungen bei Vergiftungsverdacht
- Labor, auch: Cl, BGA, Lactat, Ca, Osmo (→ Osmo-Lücke), Ethanol, Gerinnung
- wichtig für Therapie-Steuerung: Paracetamol (= Acetaminophen); Salicylat; Lithium
- für Verlaufskontrolle manchmal nützlich: Antidepressiva, Benzodiazepine (Blut und Harn), Opiate/Methadon, Cocain, Amphetamine, Lithium
- EKG, Thx-Rö

Gift entfernen

Magenspülung
- empfohlen wenn sehr bedrohliches Toxin und wenn innerhalb 1 h nach Gifteinnahme

■ *Risiko*: Aspiration, Perforation

- *Kontraindikationen*: Schutzreflexe unsicher (bei nicht Intubierten); Ingestion von ätzenden Substanzen

Kein Erbrechen induzieren
- Ipecacuanha: unmenschlich, riskant (Mallory-Weiss-Syndrom, Aspiration)
- Kochsalz: *Risiko* tödlicher Hypernatriämie

Aktivkohle
- Dosis: 50 – 100 g oder 1 g/kgKG
- *Kontraindikationen*: Erbrechen; Ingestion ätzender Substanzen; Verdacht auf Ileus, GIT-Blutung, oder -Perforation
- unwirksam bei: Alkoholen; Schwermetallen; Lithium; organischen Lösungsmitteln, Säuren und Laugen

Weitere Optionen, nach individueller Abwägung
- Aktivkohle repetitiv: bei Medikamenten mit enterohepatischem Kreislauf, Retardpräparaten
- Harn-Alkalisierung: bei Salicylaten, Barbituraten
- orthograde Darmspülung (Lavage): zu erwägen z. B. bei Lithium, Eisen, Retardmedikamenten
- Hämoperfusion, Hämodialyse: zu erwägen bei schwerer Vergiftung mit Lithium, Salicylaten, Theophyllin, Alkoholen u. a.
- endoskopische Entfernung: z. B. große Tabletten

18.1 Verätzung: Säuren, Laugen

Handschuhe, Selbstschutz!

▓ Vorkommen
- Abflussreiniger, Wasch-, Bleichmittel

▦ Maßnahmen

Auge, Haut
- kontaminierte Kleider entfernen
- sofort mit Wasser spülen, 10(−20)min

Orale Einnahme
- Wasser: 200–300ml trinken, inert 10–30min nach Einnahme
- i.v. Zugang mit großem Lumen, NaCl
- Stridor: erwäge HNO-Endoskopie, Intubation (sehr riskant), Luftröhrenschnitt
- *kontraindiziert:* Emesis, Magenspülung, Aktivkohle, „Neutralisation"

> *Risiken*:
> - Atemweg-Verlegung
> - Schock
> - Blutung, Perforation
> - Pneumonie, ARDS

Flusssäure
- Inhalation: Inhalation von Ca-Gluconat mit Vernebler
- Haut: Ca-Gluconat-Gel („Anti-Flusssäure"), nach 2min abwaschen; 2. Gel-Auftragung eintrocknen lassen
- peroral: Ca-Gluconat 5–10% 20–100ml p.o.; erwäge Magensonde (Absaugen) bei Einnahme großer Mengen

▦ Untersuchungen

Normale sichtbare Schleimhaut schließt distalere Schäden *nicht* aus.

- Labor, auch: Ca, Osmo
- Thx-Rö und Abdomen-Rö: Perforation → Chirurg; evtl. auch CT

- Endoskopie akut: riskant, kontrovers; nach 24–48 h zur Prognoseeinschätzung. *Nicht* wenn: Perforationsverdacht, gefährdete Atemwege, Schock

18.2 Rauch, Abgase, Kohlenmonoxid, Cyanid

Selbstschutz geht vor: Sie werden noch gebraucht!

Rauch, Brand, Abgase

▩ Maßnahmen
- weg von Gefahrenzone
- O_2 möglichst 100%
- Labor: BGA, CO-Hb, Lactat

■ *Risiko*: CO- u/o Cyanid-Vergiftung; sehr selten: Lungenödem

Kohlenmonoxid (CO)

Pulsoxy falsch 100%

▩ Vorkommen
- Brand, Abgase (Auto, Öfen: bei schlechtem Abzug), Gasbrenner

▩ Symptome
- vielfältig, evtl. Schock, Koma

▩ Maßnahmen
- O_2 möglichst hoch dosiert
- O_2-Überdruckkammer: Nutzen umstritten; erwäge bei: CO-Hb >40%; Krampfanfällen; Schwangerschaft + CO-Hb >20%

Cyanid (CN): Mitochondrien ersticken

▨ Vorkommen
- Brand
- Selbstmord, Mord (Blausäure, Cyankali)
- cyanogene Pflanzen (Bittermandeln, Aprikosenkerne)
- Nitroprussid
- Industrie (v. a. Chemie, Bergbau)

> Giftaufnahme auch inhalativ und transdermal: Helfer schütze Dich!

▨ Klinik
- vielfältig, unspezifisch, evtl. Schock, Koma; meist rascher Tod.
- typisch: Laktazidose, Zellhypoxie bei normalem SaO_2

▨ Akutmaßnahmen
- Kleider entfernen, Haut waschen
- Hydroxocobalamin 4–8 mg in 250–500 ml Glucose 5% i. v. über 20 min
- möglichst bald: BGA, Lactat
- bei oraler Einnahme: Magenspülung gefolgt von Aktivkohle

▨ Weitere Antidot-Empfehlungen
Divergieren je nach Verfügbarkeit, Organisation und Schulung:
- Met-Hb-Bildner: Amylnitrit, Natriumnitrit, Dimethylaminophenol; nicht bei gleichzeitiger CO-Vergiftung
- Entgiftung durch Thiocyanat-Bildner: Natriumthiosulfat

18.3 Anticholinerg, sympathoton – cholinerg

▨ **Überblick** (Abb. 18.**1**)

Anticholinerge Vergiftung (Abb. 18.**2**)

▨ **Symptome**

Eine anticholinerge Vergiftung ist die gefährlichste der häufigen Vergiftungen:

- KFli, VT
- Krampfanfall
- Hyperthermie
- Multiorganversagen
- Delir

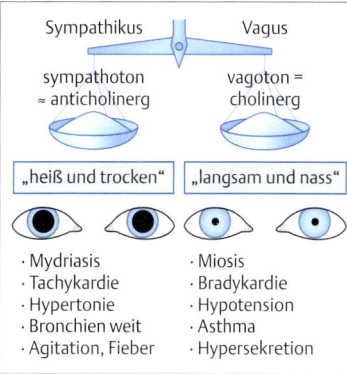

Abb. 18.**1** Anticholinerge, sympathotone und cholinerge Vergiftung differenzieren: häufige Symptome, nützlich für Diagnose und Therapie.

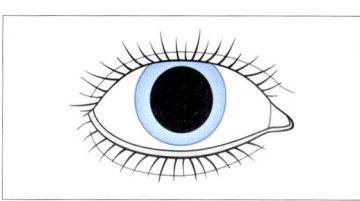

Abb. 18.**2** Pupillen erweitert bei anticholinerger Vergiftung.

Zu fürchten: abrupte Komplikation: VT oder KFli; Krampfanfall

Vorkommen

- Antidepressiva, Neuroleptika, Antihistaminika
- viele halluzinogene Pflanzen (Stechapfel, Engelstrompete, Belladonna, u.a.), Atropin

Häufig: Antidepressiva, Neuroleptika oder Pflanzen

Labor

- Antidepressiva-Spiegel sagen wenig über Schweregrad, sind aber nützlich für Verlaufsbeurteilung.

Maßnahmen

- NaCl 0,9 % 1.000 ml
- EKG: wenn QRS > 100 ms oder QT > RR/2 → NaBic 100 mmol i.v. über 5 min
- ventrikuläre Tachyarrhythmie → Defibrillator; NaBic 100 mmol i.v.; evtl. Mg-Sulfat (1–)2 g i.v. (4–8 mmol); alle anderen Antiarrhythmika sind zweischneidig
- bei schwerer Vergiftung: Diazepam, Intubation, Kühlen: frühzeitig und relativ liberal
- *vermeide* Flumazenil: senkt Krampfschwelle, meist ja Mischintoxikation mit Benzodiazepinen
- Physostigmin ist selten sinnvoll, evtl. in Extremsituationen, am ehesten bei schwerer anticholinerger Vergiftung durch Pflanzen; erwäge eher Neostigmin 0,5 mg i.v.
- *vermeide* alle anticholinergen Medikamente
- Verdacht schwere Vergiftung → ICU

Sympathotone Vergiftung: Cocain, Ecstasy

(Abb. 18.**3**)

Vorkommen

- nach Potenz: Crack > Cocain > Ecstasy (= Amphetamine ± Zusätze)

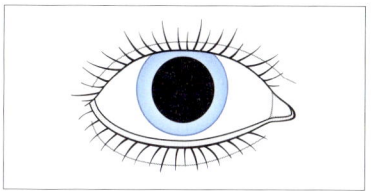

Abb. 18.**3** Pupillen erweitert bei sympathotoner Vergiftung.

- „Schickeria"; „Rave", Doping
- Drogenkuriere („Bodypacker", „Bodystuffer")
- Tipp: Crack wird geraucht: evtl. Verbrennungen (Rachen, Atemwege, Speiseröhre)

Klinik
- überlappt breit mit anticholinerger Vergiftung ($\rightarrow$)

Komplikationen
- Tachyarrhythmie bis KFli
- Krampfanfall
- Delir
- Hochdruckkrise, Infarkt, Blutung
- Hyperthermie, Multiorganversagen

Maßnahmen
- Benzodiazepine, z. B. Diazepam 10 mg p. o. oder i. v.
- Rehydrieren, frühzeitig kühlen
- Blutdruckkrise: Benzodiazepin u/o Urapidil (12,5 mg i. v., evtl. WH in höherer Dosis) u/o CCB
- *vermeide:*
  - alle anticholinergen Medikamente
  - β-Blocker $\rightarrow$ steigern Blutdruck $\rightarrow$ Vasospasmus

MCI bzw. koronare Ischämie bei Cocain
- EKG-Diagnose und Lyse-Kriterien sind unzuverlässig
- O_2, ASS, Nitro, Benzodiazepin, evtl. Morphin; *keine* β-Blocker; evtl. CCB, z. B. Verapamil
- CAG wenn ST/T abnorm und unverändert nach Nitro und CCB

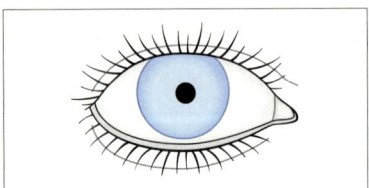

Abb. 18.**4** Pupillen verengt bei cholinerger Vergiftung.

Cholinerge Vergiftung (Abb. 18.**4**)

▦ Vorkommen
- Pestizide, Insektizide, Nerven-/Kampfgase (Sarin, Tabun)
- verschiedene Pflanzen („Mad Honey", Veratrum)
- Neo-, Physo-, Pyridostigmin

▦ Klinik
- das Gegenteil von (→) anticholinerg
- Krampfanfälle
- typisch: „SLUD": Salivation, Lakrimation, Urination, Defäkation
- Faszikulationen, Paresen

▦ Maßnahmen
- Atropin 2 – 5 mg i. v., dann 1 – 4 mg i. m.
- Atropin alle 5 min bis „atropinisiert", d. h. HF 60, Pupillen weiter
- kontaminierte Kleider entfernen, Haut waschen
- erwäge Obidoxim, Pralidoxim – nach Rücksprache mit Vergiftungszentrale
- *vermeide*: Morphine, Neuroleptika

18.4 Andere Vergiftungen: Vergiftungszentrale

Vergiftungszentrale:
- Vergiftung schwer
- Mischintoxikation
- Sie sind unsicher

Frühzeitige Kontaktaufnahme mit Vergiftungszentrale bei (Verdacht auf) Vergiftung mit:
- Lithium
- Salicylat, Aspirin, Paracetamol
- Knollenblätterpilz
- Theophyllin
- Alkoholen: Methanol, Ethylenglycol, Isopropylalkohol
- Substanzen oder Pflanzen, mit denen Sie nicht vertraut sind

Bei diesen Vergiftungen ist ein guter Therapieplan wichtiger, als „blinde" Sofortmaßnahmen.

19 Stromunfall, Schlangenbiss

19.1 Stromunfall

Folgen von Stromunfällen sind unberechenbar; auch geringe Stromstärken können bedeutsame innere Schäden verursachen.

→ *Alle* observieren:
- auch banale
- 4 – 12 h
- am Monitor

▦ Vorgehen
- EKG
- i. v. Zugang, NaCl
- Labor, insbesondere auch: CK, Troponin, LDH, D-Dimer
- evtl. Wunden reinigen
- alle Betroffenen 4 – 12 h am Monitor überwachen
- vor Entlassung: initiale Evaluierung wiederholen: Beschwerden, Status, Labor, EKG

19.2 Schlangenbiss

▦ Maßnahmen bei allen Schlangenbissen
- Körperteil ruhig stellen, nach Möglichkeit tief lagern
- i. v. Zugang, NaCl
- Wunde desinfizieren
- Monitor: HF, RR
- beobachten: 6 – 8 h; wenn keine Reaktion: entlassen
- überprüfe Tetanus-Status, evtl. Immunisierung/Auffrischung
- besser *nicht*: saugen, abbinden, einschneiden, Kälte, umstechen mit Adrenalin; routinemäßig Antihistaminika, Steroid oder Antibiotika

Europäische Schlangen
- = Kreuzotter, andere Vipern
- systemische Reaktionen sind selten, evtl. Anaphylaxie; lokale Reaktion kann heftig sein
- erwäge Antiserum bei schweren systemischen Symptomen, nach Rücksprache mit Vergiftungszentrale

Exotische Giftschlangen
- → Vergiftungszentrale

20 Techniken, Geräte

20.1 Intubation

Frühzeitig möglichst Erfahrenen beiziehen (Anästhesist, Intensivmediziner), ganz besonders bei schwierigem Atemweg!

▨ Wann intubieren?
- kardiopulmonale Reanimation
- bewusstloser Patient ohne Schutzreflexe, Aspirationsprophylaxe
- Hypoxämie, deren Ursache nicht sofort beseitigt werden kann
- Hyperkapnie, wenn mit Bewusstseinstrübung und akut (Azidose)

▨ Atemwegssicherung

Einfache Manöver
- Kinn anheben u/o Kopf überstrecken – aber: *Cave* HWS!
- Mundhöhle frei machen
- absaugen
- Maskenbeatmung
- Oropharyngealtubus (Guedel)
- Nasopharyngealtubus (Wendl)

Intubation und Alternativen (Abb. 20.**1**):
- Crash-Intubation
- schwieriger Atemweg – Alternativen?
- Rapid-Sequence-Intubation (= RSI)
- Intubationsversagen

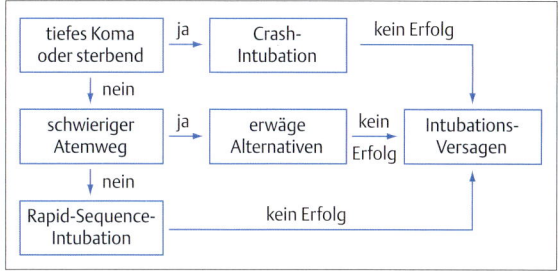

Abb. 20.**1** Übersicht: verschiedene Intubationsverfahren.

Crash-Intubation

- Crash-Intubation = Intubationsversuch ohne Präoxyge-nierung, ohne Medikamente
- wann: Apnoe, Schnappatmung, sterbend; tiefes Koma; d.h. keine Reaktion auf Laryngoskop zu erwarten
- wiederhole Versuch nach Paralyse, wenn Patient nicht schlaff (Suxamethonium 100 mg Bolus i.v.)
- max. 3 Versuche durch Erfahrenen
- nur solange $SpO_2 \geq 90\%$ erreichbar mit Maske + Beutel zwischen den Intubationsversuchen
- kein Erfolg ($\rightarrow$) Intubationsversagen

Schwieriger Atemweg – Alternativen

▓ Schwieriger Atemweg

- Anatomie ungünstig: Hals kurz und dick; Mund klein; Zunge groß; fliehendes Kinn; Unterkiefer eng oder lang
- Beweglichkeit eingeschränkt: Hals, Mundöffnen
- Obstruktion hörbar: abnorme Atemgeräusche, Gurgeln, Giemen, Pfeifen, Stridor, Heiserkeit
- Pathologie: Tumor, Infektion (Epiglottitis, Krupp, Abs-zess), Ödem, Verbrennung/Verätzung, Trauma, Blutung/Hämatom

▨   **Alternative Atemweg-Optionen**
- „wache" Laryngoskopie
- Intubation blind nasotracheal
- Licht-Stilett (Trachlight)
- bronchoskopische Intubation
- Larynxmaske
- Intubationslarynxmaske
- Kombitubus
- Krikothyreotomie
- QuickTrach
→ wäge Optionen ab, möglichst mit Anästhesisten
- erwäge Intubation in OP
- halte verfügbare Optionen/Alternativen zu RSI bereit

Rapid-Sequence-Intubation (RSI)

- Patient atmet spontan, ist nicht komatös, und Atemweg erscheint nicht zu schwierig

▨   **RSI-Zeitplan** (Tab. 20.**1**)

▨   **1. Vorbereitung**
- Monitor: Pulsoxy, EKG, RR
- Defibrillator, Absauggerät
- i.v. Zugang überprüfen; lieber zwei Zugänge; Dreiweghahn

Tabelle 20.**1**   RSI-Zeitplan

Minuten	Aktion
− 10	1. Vorbereitung
− 5	2. Präoxygenierung
− 3	3. prämedizieren
0	4. Narkose + Paralyse
+ 0,5	5. Sellick-Handgriff, positionieren
+ 0,7	6. Intubation, Kontrolle
+ 1	7. Nachbetreuung

- Liege und Patient von allen Seiten zugänglich
- Handschuhe, Mundmaske
- Zahnprothesen entfernen
- Auskultation: Atemgeräusche beidseits?

Überprüfe Material
- Beutel: Anschluss für O_2, für Tubus; Reservoir
- Spatel (Laryngoskop): mehrere Größen, gebogen, gerade
- Tubus: Innendurchmesser 8–8,5 mm für Männer; 7–7,5 mm für Frauen; prüfe ob Cuff dicht: aufblasen, mit Finger prüfen; Gleitmittel
- Führungs-Stilett (Mandrin): zurechtbiegen, anpassen: *nicht* über distalen Tubus hinaus
- Respirator: Einstellung, funktionsbereit, Anschlüsse
- Medikamente: Dosis, Beschriftung, Reihenfolge

2. Präoxygenierung
- *vermeide* aktives Bebeuteln (Risiko: Luft in Magen, Erbrechen, Aspiration), *außer* bei: Bewusstseinstrübung + Hypoxie
- O_2 100 % möglichst für 5 min; ideal: Patient atmet aktiv über dichte Maske mit Beutel + Reservoir, oder zumindest 8 möglichst tiefe Atemzüge; alternativ: nicht dichte, normale O_2-Maske (erreichbare $FiO_2 \sim 70\%$)

3. Prämedizieren
- bei Bronchospasmus oder Hirndruck: Lidocain 1,5 mg/kgKG
- Fentanyl 0,1 mg i.v., v.a. wenn Sympathotonus ↓ anzustreben: Hirndruck/ICH, Aortendissektion, KHK

4. Narkose und Paralyse

Prinzip
- Bolus i.v.,
- sofort hintereinander
- Apnoe ohne Tubus möglichst kurz

Standard
- Etomidat 15 – 20 mg i.v.
- Suxamethonium (= Succinylcholin) 70 – 100 mg i.v.
- Midazolam 2,5 mg i.v. bei Bedarf

Individualisierung
- schweres Asthma: evtl. Ketamin 100 – 150 mg (oder S-Ketamin 0,5 – 1,0 mg/kgKG) i.v. statt Etomidat
- Status epilepticus: Thiopental 250 – 500 mg statt Etomidat
- *Kontraindikationen* gegen Suxamethonium: u.a. K ↑, maligne Hyperthermie in der Familie, Rigor, schwere Leberfunktionsstörung; alternativ: Rocuronium 0,6 – 1,0 mg/kgKG i.v.

▨ 5. Positionierung und Schutz
- Kopf in „Schnüffel-Position": Kopf reklinieren, Hinterhaupt heben (8 – 10 cm, mit Polster, Handtuch)
- Sellick-Krikoiddruck durch Helfer: sobald bewusstlos, *nicht* früher; bis Cuff aufgeblasen und korrekte Tubuslage bestätigt

▨ 6. Tubus einführen, korrekte Lage bestätigen
Tubus einführen
- überprüfe ob Unterkiefer schlaff
- verschone Zähne, minimiere Trauma
- Stimmritze (Glottis) einstellen
- Tubus möglichst unter Sicht vorschieben, bis Cuff 2 cm unter Stimmritze
- Tubuslage mit Hand sichern bis anders fixiert
- Führungsdraht entfernen, Cuff aufblasen

Korrekte Lage bestätigen
- Auskultation Magen (kein Gurgeln) und Axillen (bds. belüftet)
- Pulsoxy

- nach Verfügbarkeit: ETCO$_2$ (kein CO$_2$ → Ösophagus oder Kreislaufstillstand) u/o Saugdevice
- im Zweifel: direkte Sicht mit Laryngoskop, evtl. extubieren und neu versuchen

Kein Erfolg (→) Intubationsversagen, wenn

1. 3 Versuche à 30 s durch Erfahrenen misslingen *oder*
2. Beatmung mit Maske + Beutel zwischen den Versuchen erreicht nicht SpO$_2$ ≥ 90 % (auch wenn bereits nach 1. Versuch) *oder*
3. Erfahrener beurteilt weitere orotracheale Intubationsversuche als aussichtslos

▪ 7. Nachbetreuung

- Tubus fixieren
- anschließen an Respirator
- erwäge arterielle Kanüle; BGA nach 10 – 20 min, ZVK
- RR-Abfall: Differenzialdiagnose Sedierung, Hypovolämie, Pneumothorax; erwäge: Volumenbolus, Catecholamine
- Bradykardie: Atropin 1 mg i.v.
- mehr Sedierung erforderlich? Indikatoren: RR↑, HF↑, Tränen, Mitatmen
- erwäge Beginn mit kontinuierlicher Sedierung/Narkose
- Thx-Rö: Lage der Tubusspitze
- Dokumentation

Intubationsversagen

→ Herzalarm, Anästhesist, Chirurg/HNO
→ Erwäge Optionen (→) „schwieriger Atemweg"

▪ Luftröhrenschnitt (Krikothyreotomie)

- unverzüglich, wenn SpO$_2$ < 90 trotz Maske + Beutel und keine realistischen Alternativen
- QuickTrach *oder*
- medianer Längsschnitt zwischen Schildknorpel (Adamsapfel) und Ringknorpel

20.2 Pulsoxymeter

▨ Funktion

- misst: Lichtabsorption in pulsierenden Gefäßen
- gibt an:
    a) arterielles O_2-Hb in % des Gesamt-Hb (=„arterielle O_2-Sättigung" = SpO_2)
    b) Pulsfrequenz
    c) kontinuierliche Absorptionskurve $\approx$ Querschnittsänderung (in Arterien)
- Genauigkeit: $\pm$ 2% zwischen 80 und 100%

▨ Alarm-Befunde

- $SpO_2 < 90\%$
- keine oder chaotische Absorptionskurve
- → überprüfe: pulslos? Schock? Unruhe? Messfühler ab?
- → BGA: SaO_2, Hb-Derivate, PaO_2, $PaCO_2$

▨ Grenzen des Pulsoxy

- Normale Werte schließen vitale Gefährdung oder Erkrankung nicht aus, z.B. drohende CO_2-Narkose, oder PE.
- kein oder schwacher Puls am Messort → kein verwertbarer SpO_2, v.a. bei Hypovolämie/Zentralisation, Hypothermie
- chaotische Absorptionskurve → SpO_2 nicht verwertbar!
- Gerät geht von der Annahme aus, dass es nur O_2-Hb und Desoxy-Hb gibt, d.h. dass andere Hb-Varianten ignoriert werden können.

▨ Störeinflüsse

- Zittern, Unruhe, Bewegungsartefakte
- Arrhythmie, v.a. Vorhofflimmern
- Farben und Pigmente, v.a. rot, blau (Nagellack, Methylenblau)
- Hb-Varianten, bei Anteil $> 5-10\%$: CO-Hb → SpO_2 falsch hoch; Met-Hb → SpO_2 falsch niedrig
- pulsatile Venen am Messort → SpO_2 falsch niedrig

- Sehr helle Beleuchtung → SpO_2 falsch hoch
- *kein* bedeutsamer Einfluss: dunkle Haut, Anämie, Ikterus

20.3 EKG: Notfall-Check

Systematisch Kritisches erkennen

1. Check: 25 mm/s? 10 mm/mV?
2. QRS-Frequenz: kritisch wenn ≤ 40 oder > 150/min
3. QRS-Dauer:
   - > 0,11 s → breit
   - > 0,16 s → kritisches K ↑?
4. QT ist lang (Abb. 20.**2**), wenn QT-Dauer > RR/2 → *Risiko* VT
   (Bemerkung: QT ist frequenzabhängig; Frequenz-korrigierte QT-Zeit = QTc (auffällig lange QTc: > 450 – 500 ms, berechnet üblicherweise mit Bazett-Formel); QT ist lang, wenn QT > RR/2, ergibt sich aus Bazett-Formel, gilt für HF ≥ 60/min)
5. Ischämiezeichen:
   - ST ↑, ST ↓
   - neg. T in Brustwand
   - auffällig hohe R in V_1 oder V_2
   - → ACS-Erstmaßnahmen

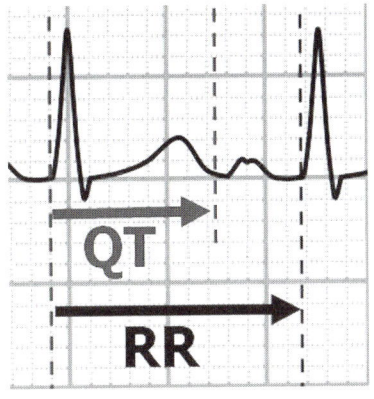

Abb. 20.**2** Langes QT wenn QT > RR/2.

▦ Nützliches

Keine QRS?
- Differenzialdiagnose: KFli, Asystolie, Artefakt
→ Puls, Pulsoxy, evtl. art. Druckkurve; andere EKG-Ableitung?

Frequenz bestimmen ohne Lineal (Abb. 20.**3**):
- 1 Kästchen = 5 mm
- bei 25 mm/s: Frequenz = $^{300}/_{\text{Kästchenzahl}}$
- bei 50 mm/s: Frequenz = $^{600}/_{\text{Kästchenzahl}}$

Rhythmizität
- streng rhythmisch → kein VHFli (Ausnahmen: + AVB °III, + SM)
- absolut arrhythmisch → VHFli bei 95 %

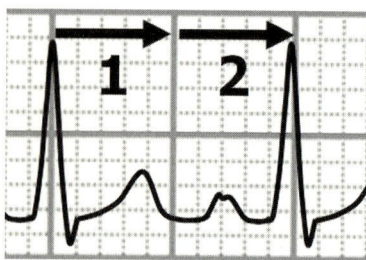

Abb. 20.**3** Frequenz bestimmen ohne Lineal: bei 25 mm/s → Frequenz = $^{300}/_{2}$.

Sachverzeichnis